Budnowski, Denison, Koller, Kreuter-Müller

Ernährung bei Brustkrebs

3., überarbeitete Auflage

Agnes Budnowski, Ursula Denison,
Flora Koller, Martina Kreuter-Müller

Ernährung bei Brustkrebs

3., überarbeitete Auflage

maudrich

Eine geschlechtergerechte Schreibweise wird in diesem Buch vorwiegend durch die Verwendung der Schreibung mit Doppelpunkt : realisiert. Ist eine korrekte, alle Endungen berücksichtigende Schreibung auf diese Weise nicht möglich oder erfordert sie Ergänzungen, die den Lesefluss hemmen, so wird – stellvertretend für alle Geschlechter – die weibliche Form gewählt.

TREE ONE FOR TITLE

Mit der Erscheinung dieses Buches haben wir **zusammen mit der Druckerei FINIDR** einen neuen Baum gepflanzt.

Bibliografische Information der Deutschen Nationalbibliothek
Die Deutsche Nationalbibliothek verzeichnet diese Publikation in der Deutschen Nationalbibliografie; detaillierte bibliografische Daten sind im Internet über http://dnb.dnb.de abrufbar.

3. Auflage 2024

Facultas Verlags- und Buchhandels AG, Wien, Österreich

Bildnachweis:
S. 50, 54, 56, 66, 72, 82, 88, 102, 108, 118, 122: Victoria Posch, Esther Karner, Wien
S. 14: Adobe Stock
S. 16, 22, 25, 27: Pexels
S. 26, 27, 28: Österreichische Gesundheitskasse (ÖGK)
S. 126: Anna Budnowski
S. 6, 7, 10, 18, 27: fotolia.com
S. 20, 46: istockphoto.com
S. 33: shutterstock

Lektorat: Laura Hödl, Wien
Satz: Florian Spielauer, Wien
Umschlagbild: Victoria Posch, Wien
Covergestaltung: Florian Spielauer nach einem Entwurf von Jose Coll, studiob.a.c.k.
Druck und Bindung: Prime Rate, Budapest
Printed in Hungary
ISBN 978-3-99002-168-2
E-ISBN 978-3-99111-836-7

INHALTSVERZEICHNIS

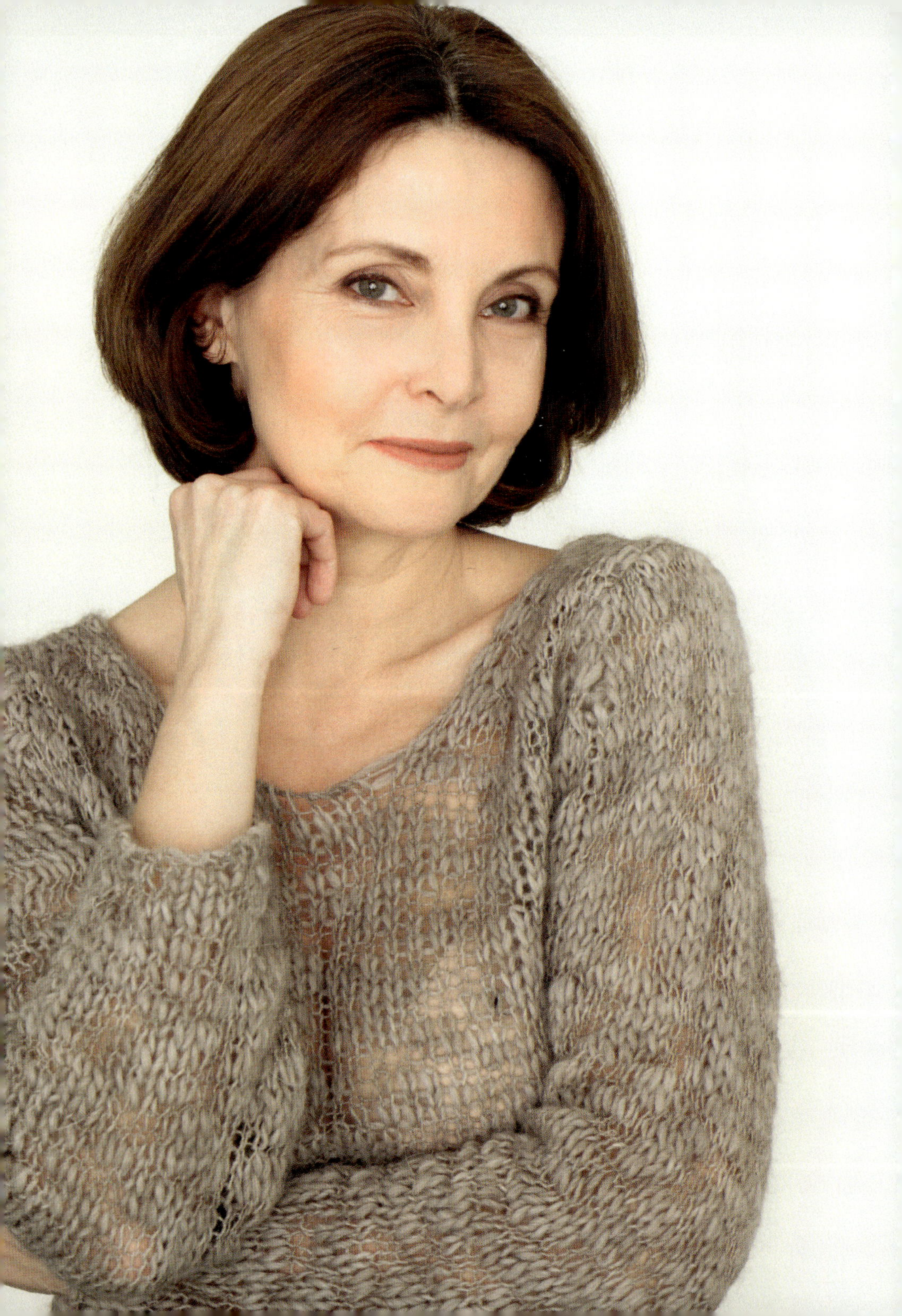

VORWORT

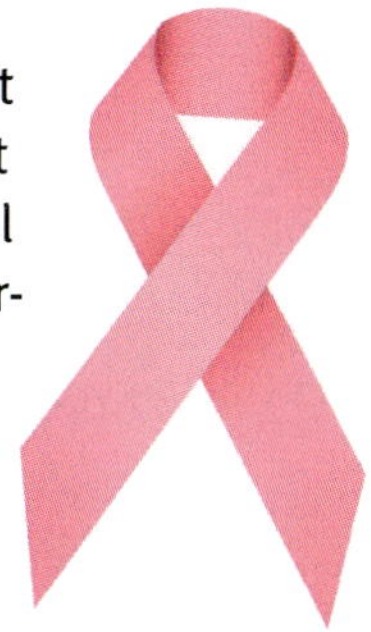

Die Brust als Sexualsymbol der Frau spielt in unserer Gesellschaft und in den Medien eine erhebliche Rolle. Kein anderes Organ hat scheinbar eine so wichtige Bedeutung für das Selbstwertgefühl der Frau wie die Brust. Brustkrebs ist heute die häufigste Krebserkrankung bei weiblichen Betroffenen. Die Operation oder aber auch der seltene Verlust der Brust wird oftmals als Bedrohung der Weiblichkeit und des Lebens empfunden. Einfühlungsvermögen und Aufklärungsarbeit sind daher wichtige Aspekte bei der Brustkrebsvorsorge und den Therapien.

Oftmals wollen die Patient:innen auch aktiv in den Genesungsprozess eingreifen und den Krankheitsverlauf positiv beeinflussen. Schätzungen zufolge sind ca. 35 % aller Krebserkrankungen durch die Ernährung beeinflusst, daher stellt sich hier den Betroffenen häufig die Frage nach dem Wie.

Die Ernährung spielt für viele Frauen sowohl in der Prävention als auch in der Therapie und im Leben nach einer Brustkrebserkrankung eine zentrale Rolle.

Zahlreiche Anti-Krebsdiäten, vermeintlich heilende Lebensmittel und Wunderelixiere finden durch die geweckte Hoffnung der Patient:innen einen großen Markt. Ernährung sollte jedoch mehr als Mittel zum Zweck sein: Essen bedeutet Genuss und Lebensfreude, hält sprichwörtlich Leib und Seele zusammen. Gemeinsame Mahlzeiten mit Familie und Freund:innen stellen auch eine wichtige soziale Komponente dar. Doch wie und was essen, wenn aufgrund der Beschwerden gar nichts mehr geht?

Zwischen der Suche nach dem Allheilmittel und den Einschränkungen durch die Therapienebenwirkungen schlägt dieses Buch einen Pfad durch den Ernährungs- und Diätendschungel. Wir messen der Ernährung den Stellenwert bei, den sie verdient, geben medizinisch fundierte Ratschläge und machen Appetit auf mehr!

Die Autorinnen

BRUSTKREBS IN DER BEVÖLKERUNG

Brustkrebs ist weiterhin die häufigste Krebserkrankung der Frau

Jährlich erkranken in Österreich über 5.500 Frauen sowie knapp 70 Männer an Brustkrebs. Nicht in allen Ländern der Erde zählt Brustkrebs zu den häufigsten bösartigen Tumorerkrankungen (Malignomen). Es ist weltweit ein deutliches West-Ost- sowie Nord-Süd-Gefälle zu erkennen. Südostasien und vor allem Japan weisen eine deutlich geringere Häufigkeitsrate an Brustkrebs-Neuerkrankungen auf als Nordamerika und Nordeuropa. Trotzdem sind die Erkrankungsraten in Japan steigend. Hier wird einerseits die **„gesunde Ernährung" als schützender Faktor** diskutiert, andererseits das frühe Einsetzen der ersten Monatsblutung für die steigenden Brustkrebszahlen verantwortlich gemacht. Das innerhalb Europas bestehende Nord-Süd-Gefälle zeigt die höchste Häufigkeitsrate an Neuerkrankungen in Holland, Dänemark, England und Schweden. Griechenland und Finnland weisen geringe Raten an Brustkrebs auf.

Als Ursachen für die Entstehung von Brustkrebs werden neben genetischen Veränderungen hormonelle Einflüsse, Ernährung und Lebensgewohnheiten angenommen.

Brustkrebsrisiko nur genetisch bedingt?

Die Brustkrebsentstehung ist in etwa 5 % der Fälle genetisch bedingt. Als Hinweise auf eine genetische Veranlagung gelten:

- Brustkrebserkrankungen in der Familie (drei Familienmitglieder oder mehr),
- das Auftreten von Brustkrebs vor dem 45. Lebensjahr,
- beidseitig auftretender Brustkrebs.

Zur Überprüfung der genetischen Veranlagung kann heute bei begründetem Verdacht nach genetischen Veränderungen (BRCA1 bzw. Breast Cancer 1 und BRCA2 bzw. Breast Cancer 2, die sogenannten „Brustkrebsgene“) geforscht werden. Auch aus anderen Gründen ist mit einem erhöhten Brustkrebsrisiko zu rechnen:

- Zunehmendes Alter der Patient:innen (über dem 50. Lebensjahr) bedingt ein erhöhtes Erkrankungsrisiko.
- Fettleibigkeit erhöht das Erkrankungsrisiko um das Zwei- bis Dreifache. Die Aromatase-Aktivität im Fettgewebe und die damit verbundene Erhöhung der Östrogene werden hierfür verantwortlich gemacht.
- Regelmäßiger Alkoholgenuss (1 Getränk pro Tag) führt nicht nur durch enzymatische Beeinflussung des Stoffwechsels, sondern auch durch verminderten Östrogenabbau über die Leber zu hohen Östrogenspiegeln.
- Frühes Einsetzen der ersten Monatsblutung und spät eintretende Menopause erhöhen das Brustkrebsrisiko um das 1,2- bis 1,4-Fache.
- Frauen, die ein Kind geboren haben, haben weder ein erhöhtes noch ein geringeres Brustkrebsrisiko. Mit steigender Kinderzahl und wahrscheinlich auch mit steigender Stilldauer wird das Risiko auf 0,76 (bei einem Normalrisiko von 1,0) gesenkt. Aber auch das Alter bei den Geburten spielt eine zusätzliche Rolle.

Bei Diagnosestellung befindet sich der Tumor bei 50 % der Betroffenen nur im Ursprungsorgan Brust. In 34 % der Fälle hat sich der Tumor bereits auf angrenzendes Gewebe und/oder Lymphknoten ausgebreitet. 8 % der betroffenen Frauen haben zu diesem Zeitpunkt Metastasen. Die steigende Anzahl der im Frühstadium erkrankten Patient:innen lässt sich wahrscheinlich auf die zunehmende Frühdiagnostik zurückführen.

Wie lange wächst dieser Krebs schon in mir?

Diese Frage wird oft gestellt und ist schwierig zu beantworten. Das Tumorwachstum kann mit einer Verdopplungszeit der Zellzahl zwischen 44 Tagen und fünf Jahren angenommen werden. Daher können Tumore im Idealfall mit apparativen Untersuchungsmöglichkeiten (z. B. Mammografie) lange vor dem Zeitpunkt, zu dem sie ertastet werden können, entdeckt werden.

PRÄVENTION

Das persönliche Krebsrisiko wird durch Lebensstilfaktoren wie Ernährung und Bewegung, Umweltfaktoren sowie Veranlagung bestimmt. Zahlreichen Untersuchungen zufolge können bestimmte Nahrungsbestandteile und Nährstoffe das Risiko, an Krebs zu erkranken, senken. Im Gegensatz dazu kann sich das Erkrankungsrisiko u.a. durch eine fettreiche Ernährung sowie durch starkes Übergewicht erhöhen. Immer wieder sind auch spezielle Diäten zur Brustkrebsprävention ein Thema in der medizinischen Literatur. Jedoch kann bis dato **keine bestimmte Diät zur Brustkrebsprävention** empfohlen werden. Weder eine mediterrane noch eine vegetarische oder fettarme Ernährungsweise haben nachweislich einen Einfluss auf das Risiko, an Brustkrebs zu erkranken. Studien zur Verbreitung und tierexperimentelle Studien zeigen allerdings, dass bei Übergewicht die dauerhafte Reduktion der Gesamtkalorienmenge um ca. ein Drittel, verbunden mit einer Reduktion des Body-Mass-Index (BMI) auf das Normalgewicht, die Erkrankungshäufigkeit und das Langzeiterkrankungsrisiko senkt und die Lebensdauer verlängert.

Studien des US National Cancer Institute haben ergeben, dass der regelmäßige Konsum von Alkohol (auch in kleinen Mengen) zur Erhöhung des Brustkrebsrisikos beitragen kann. Besonders jene Brustkrebsarten, die östrogenrezeptor- und progesteronrezeptor-positiv sind, sind betroffen.

Achten Sie daher auf eine gesunde, abwechslungsreiche und ausgewogene Kost!

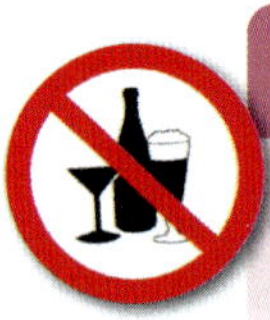

Beachten Sie beim Konsum von Alkohol die Empfehlungen für eine gesunde Ernährung:

- Es gelten max. 500 ml Bier täglich bei Männern, 300 ml Bier bei Frauen bzw. $\frac{1}{4}$ l Wein bei Männern, $\frac{1}{8}$ l Wein bei Frauen.
- Vermeiden Sie jedoch regelmäßigen Alkoholkonsum – schon ein einziges alkoholisches Getränk am Tag kann das Brustkrebsrisiko erhöhen.
- Am besten ist es somit, keinen bzw. nur selten Alkohol zu trinken.

Studien zeigen, dass regelmäßiger Sport das Krebsrisiko deutlich senken kann. Erhöhte Bewegung verringert den Spiegel von Sexualhormonen und Wachstumsfaktoren, welche das Krebswachstum fördern.

Expert:innen gehen davon aus, dass etwa neun Prozent aller Brustkrebserkrankungen auf unzureichende Bewegung zurückzuführen sind. Sport steigert auch den Grundumsatz und trägt dazu bei, ein gesundes Körpergewicht zu halten. Zudem zeigen sich positive Effekte auf die Psyche. Auch bislang eher inaktive Patient:innen können von einer Änderung ihres Lebensstils profitieren: Körperliche Aktivität nach einer Tumorerkrankung reduziert nachweislich die Gefahr eines Rückfalls und erhöht die Wahrscheinlichkeit für eine dauerhafte Gesundung. Die Deutsche Krebshilfe rät zu einem Bewegungspensum von jeweils 60 Minuten dreimal in der Woche. Eine alternative Einteilung von fünf- bis sechsmal 15 bis 30 Minuten ist ebenfalls sinnvoll. Bewusste, regelmäßige und moderate Bewegung in Kombination mit Kraft- und Ausdauersport steigert jedenfalls die Gesundheit, das Wohlbefinden und die Lebensqualität. Nutzen Sie also jede Gelegenheit, Bewegung zu machen.

Ernährungsempfehlungen im Überblick:

- gesunde und ausgewogene Ernährung laut den 10 Regeln der DGE (siehe S. 48–49) sowie der praktischen Umsetzung mittels Tellerbildern von gesunden Mahlzeiten (siehe S. 26–27)
- „5 a day“: 3-mal pro Tag eine Handvoll Gemüse und 2-mal pro Tag eine Handvoll Obst
- reichlich Ballaststoffe (in Form von Vollkornprodukten, Körnern, Samen, Hülsenfrüchten u. a.)
- ideales Körpergewicht anstreben und halten: Body-Mass-Index (BMI) von 20–25 (BMI = Gewicht in Kilogramm/(Größe in m)^2) bei Erwachsenen bis zum 64. Lebensjahr; ab 65. Jahren ist der Normalgewichtsbereich zwischen einem BMI von 24 bis 29
- Reduktion von tierischen Fetten aus Fleisch und Wurst; günstiger sind ungesättigte pflanzliche Öle (Rapsöl, Olivenöl etc.) oder Fischöl
- Konsum von rotem Fleisch reduzieren
- Lebensmittel abwechslungsreich auswählen und verzehren
- auf verträgliche Zubereitung der Speisen achten (dünsten und kochen statt braten und grillen)
- auf unnötige Zusätze von Vitaminen und Spurenelementen verzichten (z. B. Kapseln, Tabletten ...), denn hier gilt derselbe Bedarf wie bei gesunden Personen; medizinische Nahrungsergänzungsmittel sollten nur bei einem diagnostizierten Mangelzustand eingenommen werden
- ausreichend körperliche Aktivität
- alkoholische Getränke meiden oder nur selten genießen
- auf Nikotin verzichten

MEDIZINISCHE THERAPIE

Als Ende des letzten Jahrhunderts Josef Rotter und William Stewart Halsted für die Therapie eines bösartigen Tumors der weiblichen Brust nicht nur eine Amputation der Brust, sondern auch die Entfernung des großen und kleinen Brustmuskels durchführten, standen ihnen anfänglich keine begleitenden Therapiemöglichkeiten zur Verfügung. Um Leben zu erhalten, wurde möglichst radikal vorgegangen; das kosmetische Ergebnis und die psychologische Belastung der Frau standen damals deutlich im Hintergrund. Dadurch waren gelegentlich gute medizinische, aber katastrophale kosmetische Ergebnisse die Folge.

Da erst viel später die Strahlentherapie und nur in den letzten Jahrzehnten die Hormon- und Chemotherapie Einsatz in der Behandlung fanden und das Tumorverhalten genauer erforscht wurde, traten die brusterhaltenden Operationen in den Vordergrund. Dies war eine Revolution in der Behandlung der Brustkrebserkrankung, die bis zum heutigen Tag die höchstmögliche Verbesserung der persönlichen Lebensqualität bedeutet.

Brustkrebs ist nicht gleich Brustkrebs. Daher erfordert die Empfehlung einer Therapie ein umfangreiches Wissen und zahlreiche heute verfügbare Spezialuntersuchungen am Tumorgewebe sowie auch bei den Betroffenen. Erst wenn alle Informationen zur Verfügung stehen (das kann oft einige Tage dauern), kann eine maßgeschneiderte Therapieempfehlung ausgesprochen werden.

Wenn Sie unter Nebenwirkungen leiden, informieren Sie bitte Ihre Ärztin. In sehr vielen Fällen können diese Nebenwirkungen durch medizinische Mittel gelindert werden!

Medizinische Therapieformen

Operation

Durch den Einsatz verschiedenster Punktionsmöglichkeiten (zur Gewinnung von Brustgewebe) für auffällige Veränderungen in der weiblichen Brust (Feinnadelpunktion, Core-Biopsie u. a.) steht in vielen Fällen schon vor der Operation eine Histologie zur Verfügung. Aufgrund dieses Befundes, der Tumorgröße und des zu erwartenden kosmetischen Ergebnisses kann im Idealfall das operative Vorgehen schon im Vorhinein mit der Patientin besprochen und ihren Wünschen angepasst werden. Zwei Drittel aller Tumore können brusterhaltend operiert werden. Nur in einem Drittel der Fälle ist eine komplette Entfernung der Brustdrüse notwendig.

Die Brustentfernung ist häufig dann erforderlich, wenn

- der Tumor zentral sitzt,
- es mehrere Herde an verschiedenen Stellen der Brust (multizentrische invasive Herde) gibt,
- ein ungünstiges kosmetisches Ergebnis (Tumor-Brust-Relation) zu erwarten ist,
- es sich um einen sogenannten inflammatorischen Brustkrebs, einen Morbus Paget (mit Einschränkung) oder einen invasiven Tumor mit ausgedehnter intraduktaler Komponente (Ausbreitung in den Gängen ohne Durchbruch ins Gewebe) handelt.

Behandelt man die Patient:innen vor der Operation mit einer Chemotherapie bzw. antihormonellen Therapie, ist in 70 % bis zu 85 % der Fälle eine brusterhaltende Operation mit entsprechender Schnittführung, eventuell unter Mitnahme der Haut, möglich.

Neoadjuvante Chemotherapie

Unter neoadjuvanter Chemotherapie wird die unterstützende Chemotherapie vor einer Operation verstanden. Diese wird beim inflammatorischen Brustkrebs wie auch bei lokal fortgeschrittenen Tumoren angewendet. Als Substanzen werden vor allem anthrazyklinhältige Zytostatika verwendet.

Zytostatika sind Substanzen, die in der Medizin als Arzneistoffe (v. a. im Rahmen der Chemotherapie) eingesetzt werden und die das Zellwachstum bzw. die Zellteilung hemmen.

Es werden im gegebenen Fall vor der Operation ca. zwei bis drei Chemotherapiezyklen (z. B. Endoxan 600 mg/m^2 und Epirubicin 60 mg/m^2 alle drei Wochen) verabreicht. Dabei muss nochmals darauf hingewiesen werden, dass nach heutigem Wissenstand die neoadjuvante Chemotherapie lediglich der Tumorverkleinerung – und damit der Ermöglichung der brusterhaltenden Therapie oder der Erzielung eines besseren kosmetischen Ergebnisses – dient.

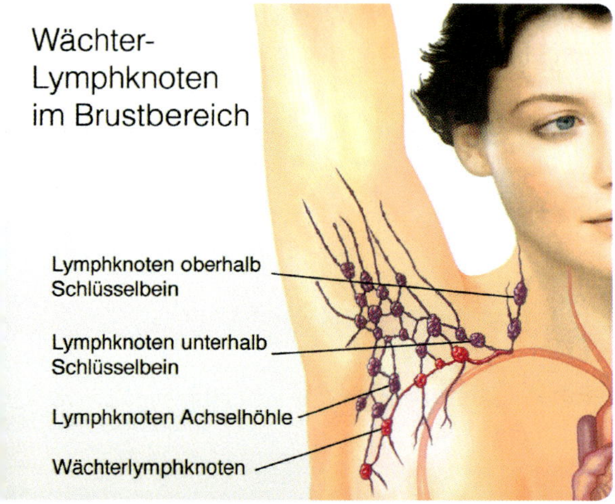

Der Wächterlymphknoten ist der erste Lymphknoten, der im Lymphabflussgebiet der Brust liegt. Er lässt sich mit einer radioaktiven Substanz darstellen und während der Operation identifizieren. Ist dieser Lymphknoten tumorfrei, werden keine weiteren Lymphknoten aus der Achsel entfernt. Im Falle einer Lymphknotenentfernung aus der Achsel werden nie alle Lymphknoten entfernt, es wird nur ein bestimmtes Gebiet inspiziert und geklärt.

Therapieentscheidung

Zur Entscheidung der weiteren Therapie werden die Tumorgröße, der Lymphknotenbefall, der Rezeptorstatus (Hormon) des Tumors, das Grading (Grad der Abweichung vom normalen Gewebebild), der HER2Neu-Status (Rezeptor, der auf manchen Brustkrebszellen vorhanden ist), der Ki67-Wert (Tumorwachstumsmarker), der Menopausenstatus der Patientin sowie deren Alter herangezogen.

Adjuvante Chemotherapie

Unter adjuvanter Chemotherapie wird die unterstützende Chemotherapie verstanden. Prinzipiell kann festgehalten werden, dass jede Patientin – wenn angezeigt – von einer adjuvanten Chemotherapie profitiert, das genaue Vorgehen muss jedoch immer vom Risiko abhängen.

Chemotherapie greift jede sich schnell teilende Zelle an. Dazu zählen nicht nur Tumorzellen, sondern auch gesunde Zellen. Dennoch überwiegt die Tumorkontrolle, da der Körper die Zellart der guten Zellen nachbilden kann. Die Nebenwirkungen sind abhängig davon, welche gesunde Zellart betroffen ist (Blutbild, Schleimhäute, Magenschleimhäute). Praktisch jede Chemotherapie führt ohne Begleitmedikation zu Übelkeit und Erbrechen und muss daher standardmäßig therapiert werden, was wiederum oftmals zu Stuhlunregelmäßigkeiten und Verfärbungen von Harn und Stuhl führt.

Es stehen die verschiedensten Substanzen zur Verfügung. Welche für die jeweilige Tumorart am besten geeignet ist, geht aus weltweiten Studien hervor. Die Chemotherapie dauert im Schnitt rund sechs Monate.

Hormontherapie (Endokrine Therapie)

Die Bestimmung des Hormonrezeptors erfolgt im Brusttumor. 30–70 % der Tumore zeigen ein hormonabhängiges Wachstum. Hormontherapien können die gesamte Hormonausschüttung blockieren – wie nach einer Eierstockentfernung –, aber auch die Umwandlung zu Östrogenen im Gewebe bzw. die Rezeptoren für Östrogene blockieren. Als Substanzklassen stehen Antiöstrogene, GNRH-Analoga und (selektive und nicht selektive) Aromatase-Hemmer sowie Gestagene zur Verfügung.

Strahlentherapie

Die Strahlentherapie nach brusterhaltender Operation führt zu einer deutlichen Senkung des lokalen Wiederauftretens des Brusttumors. Eine Bestrahlung erfolgt mit Photonen, Kobalt 60 bzw. Linearbeschleuniger. Der Bestrahlungsbeginn sollte zwei bis fünf Wochen nach dem operativen Eingriff oder im Sandwichverfahren mit der Chemotherapie erfolgen. Die Bestrahlungsdauer beträgt im Schnitt fünf Wochen. Als Herddosis werden 50 Gray (Gy, Maßeinheit) verabreicht.

Unvermeidlich ist die Strahlentherapie i. d. R. nach Brustentfernung bei Tumorgrößen von mehr als 4 cm, bei brustwandnahen Tumoren, bei inkomplett (nicht im Gesunden) entfernten Tumoren und einer Mitbeteiligung der Haut (Infiltration) oder des Brustmuskels.

Strahlentherapie der Lymphabflusswege

Die Strahlentherapie der Lymphabflusswege wird nur in einigen wenigen Fällen durchgeführt.

Monoklonale Antikörper und Angiogenasehemmer

Weist der Tumor einige spezielle Eigenschaften auf, können diese mit den oben genannten Substanzen behandelt werden. Es hat keinen Sinn, einen Tumor, der diese Eigenschaften nicht hat, diesen Substanzen auszusetzen, da sie für den Tumor wirkungslos sind, jedoch beträchtliche Nebenwirkungen (Herzerkrankungen, Blutungsneigung, Blutdruckentgleisungen) haben.

ERNÄHRUNGSTHERAPIE

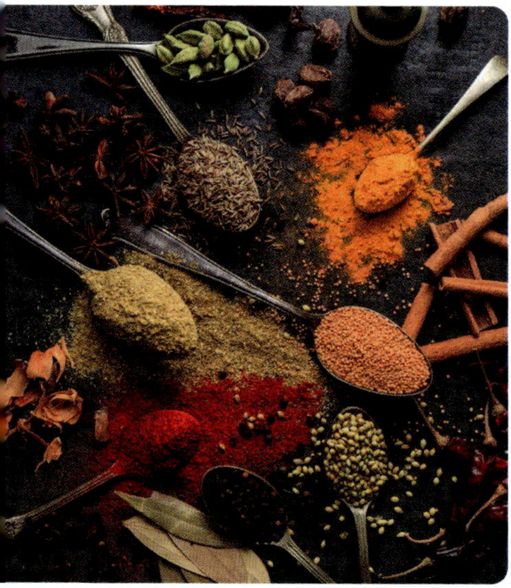

Begleitende Ernährungstherapie

Die Ernährungstherapie stellt eine wichtige und ergänzende Säule in der Behandlung von Brustkrebs dar. Die lebenserhaltenden Therapieformen wie Operation, Hormontherapie (Endokrine Therapie), Chemotherapie und Strahlentherapie können Nebenwirkungen verursachen, die durch die Ernährung positiv beeinflusst werden können. In der Krankheitssituation erhalten Essmotive eine neue Bedeutung: Geschmack und Appetit als Genuss, jedoch verbunden mit der Sorge um Verträglichkeit sowie Sicherheit der Speisen und Lebensmittel, werden relevant.

Die folgenden **Ernährungsempfehlungen** sollen Sie je nach Beschwerden unterstützen und Ihnen helfen, Ihre Lebensqualität zu steigern.

Prinzipiell ist es empfehlenswert, vor der Chemo- oder Strahlentherapie eine leicht verdauliche, kleine Mahlzeit einzunehmen. Wenn Ihnen in der Vergangenheit bei einer Therapiesitzung übel wurde, sollten Sie davor nicht Ihr Lieblingsessen verzehren. Denn Speisen werden oft unbewusst mit einer zeitlich nahen, als sehr belastend erlebten Situation in Verbindung gebracht und sind dann negativ verknüpft.

Beschwerden des Magen-Darm-Trakts

Primär stehen bei der Ernährungstherapie die Vermeidung von Beschwerden, die Erhaltung von Gewicht und Muskelmasse sowie die Steigerung der Lebensqualität im Vordergrund.

Die nachfolgend angeführten Beschwerden rund um den Magen-Darm-Trakt können auf medikamentöse Therapie (Chemotherapie), Strahlentherapie, aber auch psychosoziale Einflüsse zurückzuführen sein.

Allgemeiner Hinweis zu möglichen Beschwerden des Magen-Darm-Trakts

Sollte keine Besserung der Beschwerden eintreten, informieren Sie bitte umgehend Ihre Ärztin (vor allem nach drei Tagen bei starken Flüssigkeitsverlusten, nach anhaltender unzureichender Flüssigkeits- und Nahrungszufuhr)!

Entzündungen der Mundschleimhaut und des Rachenbereichs

Eine Entzündung der Mundschleimhaut (Stomatitis), die häufig in Kombination mit wunden Stellen (Mukositis) auftritt, kann durch Chemo- und Strahlentherapie verursacht werden. Die Therapie erfolgt in erster Linie durch Mundspüllösungen und die Einnahme von Antibiotika und Antimykotika.

Ernährungsempfehlungen

- Weiche und breiige Lebensmittel und Speisen sind aufgrund ihrer Konsistenz besser geeignet. Kantige Lebensmittel mit grober Struktur (harte Rinde, sehr trockenes Gebäck, Krusten, rohes Gemüse) können zu Schmerzen führen und die Schleimhaut zusätzlich reizen.
- Bei massiven Entzündungen kann kurzfristig eine flüssige bis flüssig-breiige Kost notwendig sein (Konsistenz ähnlich wie bei Babygläschen, Naturjoghurt, Nektar).
- Vermeiden Sie Fruchtsäuren (v.a. Zitrusfrüchte) aus Fruchtsäften, Früchtetees sowie Kohlensäure und Essig. Alternativ dazu können Babysäfte, Karottensaft und Gemüsesäfte mit Wasser verdünnt getrunken werden.
- Auch Alkohol, Kaffee und Nikotin reizen die Schleimhaut.
- Die Speisen und Lebensmittel sollten saftig (eventuell gesonderte Zugabe von milden Saucen), klein geschnitten, mild gewürzt, gut temperiert, energie- und eiweißreich sein.
- Bei eingeschränkter Nahrungsaufnahme ist eine Anreicherung von Lebensmitteln mit Öl, Butter, Sahne, Crème fraîche bzw. Modulen empfehlenswert (siehe Kapitel „Mangelernährung“ ab S. 29).
- Gut gekühlte und eventuell mit Wasser verdünnte Trinknahrungen (ohne Fruchtsäure) können zur Unterstützung der Energie- und Nährstoffzufuhr mit einem Trinkhalm getrunken werden. Tipp: Trinknahrung zur Kühlung und Verdünnung mit Eiswürfeln kombinieren.
- Sehr klebriges Kartoffelpüree und Milchspeisebreie wie Hafer-, Reis- oder Grießbrei eher vermeiden! Sie bleiben häufig schmerzhaft in der Mundhöhle kleben und setzen die Speichelproduktion herab, was wiederum zum Verschleimen führen kann.

- Kühle Getränke sowie Eiswürfel in runder Form (aus dem Eiswürfelbeutel) aus Ananassaft (Inhaltsstoffe haben positive Wirkungen auf die geschädigte Schleimhaut), Salbeitee oder Wasser lindern die Entzündung.
- Suppen und Getränke können bei schmerzhaften Stellen auf den Lippen, im Mund oder am Zahnfleisch mit einem Trinkhalm getrunken werden.
- Bei Aphthen (kleinen Geschwüren an der Mundschleimhaut): Propolis (Bienenharz) ist in Apotheken als 10%ige Propolis-Lösung erhältlich. Tragen Sie diese mehrmals täglich auf die Aphthen auf, dadurch bildet sich ein schmerzstillender Film über die Entzündungsherde. Auch Lakritze soll Linderung verschaffen. Überdies kann die Aminosäure Lysin supplementiert werden (z. B. in Kapselform), da sie eine antivirale Wirkung gegen das Herpes-Simplex-Virus hat und die Wundheilung unterstützt.
- Mund- und Zahnpflege: Milde Mundspüllösungen aus der Apotheke, Salbei- oder Eibischtee, mildes Salz- oder Honigwasser eignen sich gut für Spülungen der Mundhöhle. Putzen Sie die Zähne mit einer sehr weichen Zahnbürste. **Tipp:** Tauchen Sie die Zahnbürste einige Zeit in kochend heißes Wasser, damit sie weicher wird. Ersetzen Sie scharfe Zahnpasta durch Zahnöl oder fluoridreiches Zahngel.

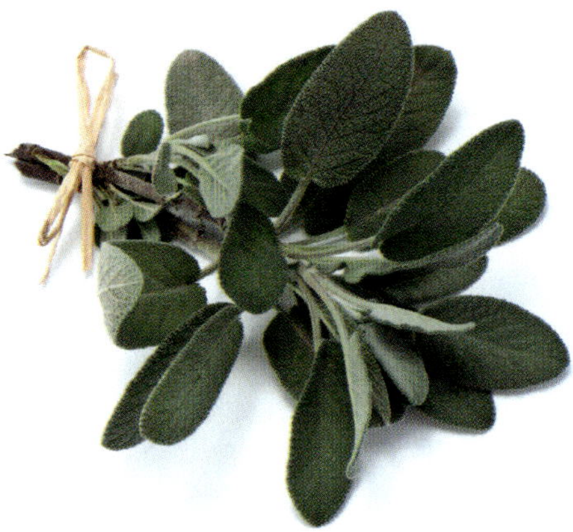

Trockene Mundschleimhaut

Chemotherapien führen häufig zu einer zähflüssigen und reduzierten Speichelproduktion. Aber auch aufgrund von Wassermangel und fehlender Nahrungsaufnahme kann die Mundschleimhaut austrocknen (Xerostomie). Linderung des Trockenheitsgefühls verschaffen eine sorgfältige Mundpflege und der Einsatz von Speichelersatzprodukten.

Ernährungsempfehlungen

- Achten Sie auf eine ausreichende Flüssigkeitszufuhr – auch durch isotone Getränke (siehe Rezeptteil ab S. 105). Spezielle Tees wie Zitronen(melisse)- und Pfefferminztee regen die Speichelproduktion an. Trinken Sie, wenn nötig, zu jedem Bissen. Verzichten Sie jedoch auf Alkohol, Salbei- und Kamillentee – sie trocknen die Mundschleimhaut aus.
- Bevorzugen Sie Speisen und Getränke mit hoher Energie- und Nährstoffdichte (siehe Kapitel „Mangelernährung“ ab S. 29).
- Speisen und Lebensmittel sollten weich sein und einen hohen Flüssigkeitsanteil aufweisen, z. B. rohes Obst, Kompotte, Fruchtmus; rohes Gemüse, Gemüsesaucen; Suppen; saftige Gerichte wie Geschnetzeltes, Frikassee, Rührei; Beilagen (Teigwaren, Reis, Kartoffeln, Semmelknödel, Polenta, Couscous, Bulgur etc.) mit Saft; Pudding.
- Haferschleim-, Reisschleim- und Grießsuppen werden häufig als angenehm empfunden, da sie den Magen-Darm-Trakt „auskleiden“.
- Das Kauen von zuckerfreien Kaugummis, Petersilien-, Minze- oder Zitronenmelisse-Blättern kann die Speichelproduktion anregen. Das Lutschen von Eiswürfeln hält die Mundhöhle feucht. Runde Eiswürfel aus Ananassaft, Tonic Water, Tees oder Wassereis kühlen und verschaffen Abwechslung im Geschmack.
- Reduzieren Sie bei Mundtrockenheit den Konsum von Milch (als Getränk) und Bananen, sie fördern die Bildung von dickflüssigem und zähem Speichel.
- Ölziehen/Ölkur ist ein alter Brauch und wird häufig als angenehm empfunden: Dafür wird ein wenig Butter, Oliven-, Weizenkeim- oder Mandelöl in der Mundhöhle und durch die Zähne hin- und hergezogen, anschließend ausgespuckt, dann mit Wasser nachgespült; eventuell können auch mit einer weichen Zahnbürste vorsichtig die Zähne geputzt werden.
- Milde Mundspüllösungen und -sprays (z. B. Produkte aus der Apotheke, Salz- oder Honigwasser) lösen zähflüssigen Schleim, lindern die Schmerzen und erfrischen.

Geschmacks- und Geruchsveränderungen

Vor allem Chemo- und Strahlentherapie – jedoch auch Wassermangel im Körper – können zu einer Verminderung bzw. Veränderung des Geruchs- und Geschmackssinns führen. Viele Betroffene berichten von einem metallischen oder salzigen Nachgeschmack sowie von dem Eindruck, Lebensmittel aus Plastik zu essen.

Zudem werden viele Betroffene stark geruchsempfindlich. Manche Gerüche werden als abstoßend empfunden. Oft besteht eine Abneigung gegen Fleisch und Wurst.

Ernährungsempfehlungen

- Getränke mit Bitterstoffen (z. B. Bitter Lemon, Tonic Water, Grapefruitsaft) sowie Mundspülungen mit milden Lösungen (aus der Apotheke), kühle Getränke sowie Tees können gegen unangenehmen Geschmack helfen.
- Reduzieren Sie bei salzigem Geschmack den Salzgehalt (keine Fertigprodukte; milde Speisen bevorzugen) und verfeinern Sie Gerichte mit schmackhaften und frischen Kräutern wie Basilikum, Koriander, Rosmarin oder Oregano.
- Fleisch, Fisch und Eier sind wichtige Eiweißlieferanten in der Ernährung. Bei Abneigung sollten Sie stattdessen Milchprodukte, Tofu oder – nach Verträglichkeit – Hülsenfrüchte verzehren.
- Süße und cremige Speisen wie Pudding, Milchspeisen, süße Hauptspeisen, Dessertcremes und Dessertjoghurts werden oft als angenehm empfunden.
- Lutschen Sie saure Bonbons (z. B. Zitronengeschmack) und Eiswürfel (z. B. aus Ananas- oder Limettensaft).
- Verwenden Sie bei metallischem Geschmack im Mund Besteck aus Plastik.
- Kalte bzw. kühle Speisen sind weniger geruchsintensiv. Decken Sie die Lebensmittel während des Kochvorgangs ab.
- Auch ein Zinkmangel kann die oben beschriebenen Symptome hervorrufen. Sprechen Sie diesbezüglich mit Ihrer Ärztin.

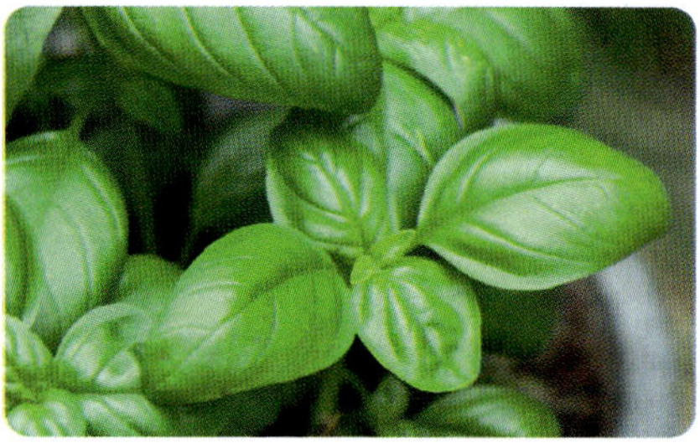

Übelkeit und Erbrechen

Diese Beschwerden treten sehr häufig nach der Therapie auf. Meistens werden die Symptome durch Reizung bzw. Schädigung der Zellen im Magen-Darm-Trakt ausgelöst, bei der ein Gewebehormon (Serotonin) freigesetzt wird. Dieses leitet Signale an das Brechzentrum im Gehirn weiter, wodurch akute (innerhalb von 24 Stunden) oder verzögerte (nach 24 Stunden) Übelkeit und anschließendes Erbrechen ausgelöst werden können. Medikamente (Antiemetika) und Maßnahmen wie Atemübungen, Bewegung an der frischen Luft oder lockere Kleidung können zur Linderung beitragen. Sprechen Sie darüber so früh wie möglich mit Ihrer Ärztin.

Ernährungsempfehlungen

- Vor einer Chemotherapiesitzung empfiehlt es sich, eine leicht verdauliche, kleine Speise zu verzehren, da häufig die Magenentleerung verlangsamt wird.
- In den darauffolgenden Tagen (3–4 Tage) ist das „flaue" Gefühl im Magen oft noch ein unangenehmer Begleiter. Essen Sie daher mehrmals pro Tag kleine, leicht verdauliche Mahlzeiten (siehe Rezeptteil ab S. 77). Vor allem sehr fette und sehr süße Speisen führen häufig zu Unwohlsein.
- Essen Sie langsam und kauen Sie gut. Bevorzugen Sie weiche und cremige Speisen.
- Kalte Gerichte verbreiten generell weniger Geruch und sind deshalb besser zum Verzehr geeignet.
- Bleiben Sie nach dem Essen aufrecht sitzen oder legen Sie sich mit leicht erhöhtem Oberkörper hin.
- Unangenehme Gerüche (Zigarettenrauch, Raumduft und Parfum, Kochdunst) können die Übelkeit steigern und sollten daher gemieden werden. Lüften Sie den Raum vor und nach dem Essen großzügig.
- Beilagen wie Nudeln, Reis, Kartoffeln, Püree, Knödel, Polenta sowie Brot und Gebäck sind geruchs- und geschmacksarm und werden daher häufig gut vertragen. Diesen Effekt haben auch einige eiweißreiche Lebensmittel wie Naturjoghurt, Topfen bzw. Quark, Cottage Cheese, Eier oder Tofu.
- Achten Sie auf eine ausreichende, jedoch langsame Flüssigkeitszufuhr. Vor allem kühle und isotone Getränke (siehe Rezeptteil ab S. 105) haben einen ernährungstherapeutischen Effekt.
- Spezielle Tees verschaffen Linderung, z. B. Käsepappel-, Kräuter-, Schwarz-, Pfefferminz-, Kamillen- und vor allem Ingwertee.
- Knabbern Sie zwischendurch und morgens (ca. 30 Minuten vor dem Aufstehen) trockenes und eventuell salziges Gebäck wie Zwieback, Butterkekse, Knäckebrot (Leicht und Cross®), Salzstangerl, Reiswaffeln oder Cracker.
- Milde Mundspüllösungen, Pfefferminztee, Lutschbonbons und Zähneputzen mit einer weichen Zahnbürste verhindern einen unangenehmen Nachgeschmack und vermitteln das Gefühl von Frische im Mund.
- Essen sollte bei Übelkeit und Erbrechen kein Zwang sein. Wichtig ist, sich selbst zu motivieren! Sollten Sie jedoch die Übelkeit nicht überwinden können, sprechen Sie mit Ihrer Ärztin bezüglich einer intravenösen Infusion zur Überbrückung der schwierigen Zeit. Bei dieser Art der künstlichen Ernährung werden Nährstoffe durch eine Infusion direkt in die Blutbahn verabreicht, das heißt, der Verdauungstrakt wird umgangen.

Durchfall

Durchfall (Diarrhö) kann infolge von Chemo- sowie Strahlentherapie, Darminfektionen (v. a. bei Immunschwäche), Antibiotikaeinnahme, Verdauungsstörungen und Nahrungsmittelintoleranzen jeder Art oder durch die Einnahme von Nahrungsergänzungsmitteln (Kalzium, Magnesium, Kalium) auftreten. Neben Medikamenten gegen Diarrhö und speziellen Kapseln zur Unterstützung der Verdauung kann außerdem eine richtige Zusammenstellung der Lebensmittel den Durchfall lindern.

Ernährungsempfehlungen

- Achten Sie auf reichliche Flüssigkeitszufuhr von mind. 2–3 Litern täglich, um das Austrocknen des Körpers zu vermeiden. Davon sollte idealerweise mindestens 1 Liter an isotonen Getränken getrunken werden; sie können Elektrolytentgleisungen vorbeugen (siehe Rezeptteil ab S. 105).
- Schwarztee (mindestens 15 Minuten ziehen lassen) oder Heidelbeertee (mindestens 10 Minuten ziehen lassen) wirken aufgrund der Gerbstoffe, die im Wasser gelöst werden, stopfend. Alle zubereiteten Tees sollten Sie stets mit Traubenzucker süßen und leicht salzen. Auch der Verzehr von warmer Gemüse- oder Fleischbrühe hilft, die nötige Flüssigkeits- und Elektrolytzufuhr zu erreichen.
- Hafer-, Reis- und Grieß(schleim)suppen können Linderung verschaffen.
- Heidelbeermus, geschabte Äpfel oder Karotten, aufgeschlagene Bananen und Karottensuppe sind alte Hausmittel, die gute Erfolge erzielen.
- Stopfende Lebensmittel wie altbackenes Brot, getoastetes Weiß- und Toastbrot, Zwieback, Reis, Nudeln, Kartoffeln, getrocknete Heidelbeeren (3–5 Stück gut kauen) und Schokolade mit hohem Kakaoanteil (ca. 70 %) wirken günstig.
- Sauermilchprodukte wie Joghurt, Buttermilch oder Sauermilch helfen Ihnen, Ihre Darmflora wieder aufzubauen. Probiotika aus der Apotheke (z. B. Omni-Biotic® 6 oder 10) können außerdem unterstützen. Vorsicht: während der Therapie und bei Immunschwäche nur nach Rücksprache mit Ihrer Ärztin einsetzen.
- Kochen Sie sich eine Karottensuppe nach Moro. Dafür werden 500 g geschälte Karotten in 1 Liter Wasser für 90 Minuten gekocht. Danach pürieren und mit Wasser wieder auf 1 Liter auffüllen. 1 TL (3 g) Salz zugeben und mehrmals täglich genießen.

Verstopfung

Vor allem in den ersten Tagen nach der Chemotherapie klagen Patient:innen oft über Verstopfung (Obstipation). Verstopfung kann jedoch auch aufgrund von diversen Medikamenten (Opiate), reduzierter Aufnahme von Flüssigkeit und Lebensmitteln sowie Schwäche und Mangel an Bewegung auftreten. Die richtige Kostzusammenstellung und ausreichende Flüssigkeitszufuhr kann in manchen Fällen die Einnahme von Medikamenten und Nahrungsergänzungsmitteln reduzieren oder sogar ersetzen.

Ernährungsempfehlungen

- Auch hier spielt die Trinkmenge eine große Rolle! Achten Sie darauf, ausreichend Flüssigkeit (mind. 2 Liter täglich) zu sich zu nehmen. Vermeiden Sie jedoch stark kohlensäurehaltige Getränke sowie sehr süße und saure Säfte. Ideal: Säfte 1:1 mit Wasser verdünnen. Beginnen Sie bereits mit einem großen Glas lauwarmem Wasser oder Tee morgens auf nüchternen Magen.
- Erhöhen Sie Ihren Ballaststoffanteil in der Ernährung durch fein vermahlene Vollkornprodukte (z. B. Grahamweckerl/-brötchen, Vollkorntoastbrot, Vollkornnudeln) sowie Obst, Gemüse und Salat zu jeder Mahlzeit. Vermeiden Sie bei Magen-Darm-Beschwerden ganze Körner und Fasern.
- Sauermilchprodukte wie Joghurt, Bifidusmilch, Acidophilusmilch, Buttermilch und Kefir sollten täglich als Zwischenmahlzeit verzehrt werden. Außerdem können in diese Zwischenmahlzeiten oder in Fruchtmus ein Esslöffel feine Haferkleie, geschroteter Flohsamen (Plantago ovato) oder lösliche Ballaststoffe aus der Apotheke (z. B. OptiFibre®) eingerührt werden – dazu muss zusätzlich mindestens ¼ Liter Flüssigkeit getrunken werden!
- Nahrungsergänzungsmittel aus der Apotheke helfen, die Darmträgheit zu reduzieren (z. B. Caricol®, OptiXpress®).
- Achten Sie darauf, regelmäßige, kleine Mahlzeiten einzunehmen, diese gut zu kauen und sich Zeit dafür zu lassen.
- Meiden Sie große Mengen von stopfenden Lebensmitteln wie Weißmehlprodukte (Weißbrot, Semmeln, Teigwaren etc.), Bananen, Reis, Kartoffelpüree, Schokolade oder Heidelbeermus.
- Regelmäßige Bewegung regt die Darmtätigkeit an und steigert das Wohlbefinden.
- Die tägliche Einnahme von ca. 300 mg Magnesium hat eine leicht abführende Wirkung und kann ebenfalls empfohlen werden.
- Auch sulfatreiches Mineralwasser (wie z. B. Contrex® oder Rogaska®) kann die Verdauung positiv unterstützen.

Blähungen

Häufig werden Magen-Darm-Beschwerden wie Durchfall und Verstopfung von Blähungen begleitet. Neben speziellen Kapseln (z. B. Verdauungsenzymen oder Pfefferminzkapseln aus der Apotheke) oder Tropfen (z. B. Iberogast®, GastroMed®) zur Unterstützung der Verdauung sowie von Ihrer Ärztin empfohlenen Medikamenten können die folgenden Empfehlungen helfen:

Ernährungsempfehlungen

- Fenchel, Kümmel und Anis in Form von Tees bzw. Gewürzen oder einfach das Kauen der Samen kann Linderung schaffen.
- Kohlensäure kann die Problematik verschlimmern – bitte meiden!
- Sorbit, Mannit und Xylit sind sogenannte Zuckeralkohole, die vor allem in zuckerreduzierten/-freien Getränken, Bonbons, Kaugummis und Zahnpasten Einsatz finden. Diese können zu Blähungen führen.
- Leicht verdauliche Lebensmittel, mehrere kleine Mahlzeiten pro Tag, langsames Essen und gutes Kauen reduzieren einen Blähbauch.
- Wichtig ist auch, dass Sie auf persönliche Unverträglichkeiten achten. Auch die Reduktion des Fruktose- und Laktosegehalts in der Ernährung kann helfen. Ersetzen Sie daher vor allem flüssige, ungesäuerte Milchprodukte (wie Trinkmilch oder Molke) durch laktosefreie Alternativen. Meiden Sie Fruktosebomben wie Fruchtsaft, Trockenfrüchte und Wellnessgetränke.
- Fein vermahlene Ballaststoffe in Brot und Gebäck (z. B. Grahamweckerl/-brötchen, Vollkorntoastbrot) oder Mischbrot sind leichter verdaulich als ganze Körner und Samen (z. B. Sonnenblumenkerne, Kürbiskerne, ganze Leinsamen).
- Altbackenes Brot und Gebäck ist bekömmlicher als frisches. Durch zusätzliches Toasten wird es außerdem leichter verdaulich.
- Gekochtes Obst (Kompott, Mus) und Gemüse werden im Gegensatz zu Rohkost viel besser vertragen. Bevorzugen Sie leicht verdauliche Gemüsesorten wie Fenchel, Karotten, Kürbis, Auberginen, passierten Spinat, Spargelspitzen, Wurzelgemüse oder Zucchini. Blähendes und sehr schwer verdauliches Gemüse (wie z. B. Hülsenfrüchte, Knoblauch, Kohl, Kraut, Sauerkraut, Zwiebeln) sollte gemieden werden. Rezepte dazu finden Sie im Rezeptteil „Leicht bekömmliche Ernährung“ ab S. 77.
- Sauermilchprodukte wie Joghurt, Buttermilch oder Sauermilch sind geruchshemmend und liefern dem Darm gesunde Milchsäure. Zusätzlich können Sie die Darmflora durch Probiotika aus der Apotheke (z. B. OmniBiotic® 6 oder 10) unterstützen. Vorsicht: während der Therapie und bei Immunschwäche nur nach Rücksprache mit Ihrer Ärztin einsetzen. Fenchel, Kümmel und Anis in Form von Tees bzw. Gewürzen oder einfach das Kauen der Samen kann Linderung schaffen.

Laktoseunverträglichkeit

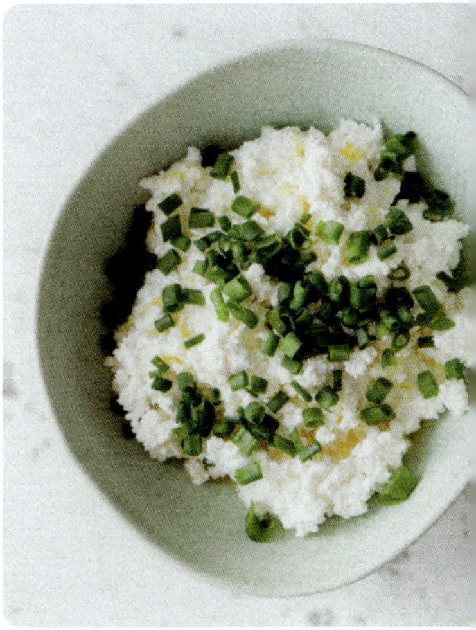

Im Laufe der Therapie kann es aufgrund der Schädigung der Darmschleimhaut zu einer (vorübergehenden bzw. sekundären) Laktoseintoleranz (Milchzuckerunverträglichkeit) kommen. Durch das Fehlen oder eine verringerte Aktivität des Enzyms Laktase wird die Laktose nicht in die Einfachzucker Glukose und Galaktose gespalten. Die häufigsten Symptome sind Bauchschmerzen, Völlegefühl, Bauchkrämpfe, Übelkeit und Durchfall. Diese Intoleranz ist relativ weit verbreitet. Milchzucker kommt ausschließlich in Milch und Milchprodukten vor, wobei Milch den höchsten Anteil enthält. Gesäuerte Milchprodukte (Joghurt, Butter- und Sauermilch) weisen hingegen einen geringeren Milchzuckergehalt auf. Hart- und Schnittkäse sind durch den Reifeprozess so gut wie laktosefrei. Laktosefreie Milchprodukte sind heute im Handel breit verfügbar. Sie helfen, den Eiweiß- und Kalziumbedarf im Rahmen der gesunden Ernährung zu decken.

Ernährungsempfehlungen

- Reduzieren bzw. meiden Sie laktosereiche Produkte so weit wie möglich (z. B. Milch, Molke, Sahne). Verwenden Sie stattdessen unbedingt laktosefreie Alternativen, um die Eiweiß- und Nährstoffzufuhr durch Milchprodukte sicherzustellen.
- Kleine Mengen Topfen bzw. Quark, Hüttenkäse und die meisten Frischkäsezubereitungen sowie Joghurt und Sauerrahm werden meist gut vertragen.
- Alle Hartkäse- und Schnittkäsesorten enthalten nur sehr geringe Mengen an Laktose.
- Sollten Sie Milchprodukte ganz meiden müssen, greifen Sie zu kalziumangereichertem Milchersatz (Soja-, Reis-, Haferdrink) und trinken Sie kalziumreiches Mineralwasser (> 150 mg Ca/l).
- Beim Essen außer Haus bzw. von Fertigprodukten: Verwenden Sie spezielle Nahrungsergänzungsmittel mit dem Enzym Laktase, z. B. Lactrase®, Lactosolv® oder Milimed®.
- Falls Sie den Verdacht haben, dass Sie auch andere Lebensmittel (z. B. Obst und Gemüse) nicht vertragen, wenden Sie sich an eine medizinische Ernährungsberaterin (Diätologin in Österreich bzw. Diätassistentin/Ökotrophologin in Deutschland).

Körpergewicht

Übergewicht

Die Verhinderung von Mangelernährung und Gewichtsverlust ist in der Regel das erste Ziel von ernährungsmedizinischen Beratungen bei Krebserkrankungen. Jedoch nimmt die hormonabhängige Brustkrebserkrankung eine Sonderposition ein, da das hormonabhängige Mammakarzinom und die antihormonelle Therapie zu einer unerwünschten Gewichtszunahme führen können. Der durch die Hormontherapie ausgelöste Östrogenmangel geht mit verstärktem Hungergefühl einher, es kann zu Heißhungerattacken kommen. Andererseits werden Mahlzeiten, die durch die Therapie versäumt wurden, in der Zeit danach mitunter doppelt „nachgeholt“. Hinzu kommt, dass viele Betroffene während der Therapie weniger Bewegung machen. Dabei wäre Sport ebenfalls in der Lage, den Östrogenspiegel in Blut und Gewebe zu senken, jedoch ohne die Nebenwirkungen einer klassischen Hormontherapie. Aus wissenschaftlichen Untersuchungen ist jedenfalls bekannt, dass das Erreichen und Halten des Normalgewichts die Prognose bei Brustkrebs verbessert.

Daher ist es besonders wichtig, auf eine gesunde, ausgewogene und fettarme Ernährung mit viel Gemüse, Obst, Vollkornprodukten und ausreichend Eiweiß aus Hülsenfrüchten, fettarmen Milchprodukten, magerem weißen Fleisch und Fisch zu achten. Da vor allem der Erhalt der Muskelmasse wichtig ist, sollte die Alltagsbewegung (z. B. Treppen steigen, zu Fuß gehen) gesteigert und drei Mal pro Woche Sport getrieben werden. Als Getränke sollten nur zuckerfreie Flüssigkeiten getrunken werden. Als Richtlinie soll dieser gesunde Teller dienen:

Jedes Lebensmittel liefert wertvolle Inhaltsstoffe, doch keines enthält alle lebensnotwendigen Nährstoffe. Achten Sie deshalb auf den bunten Mix am Teller.

Eine bunte Ernährung mit vielen verschiedenen Lebensmitteln liefert wertvolle Inhaltsstoffe für alle komplexen Körperfunktionen.

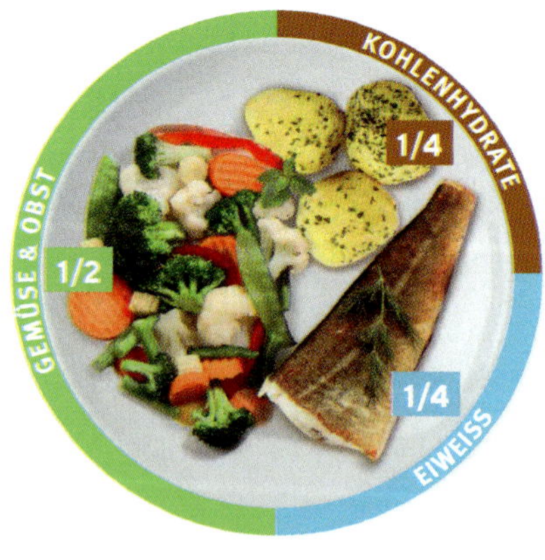

Gemüse & Salat

Mindestens 3 Handvoll/ Tag (roh und gekocht)

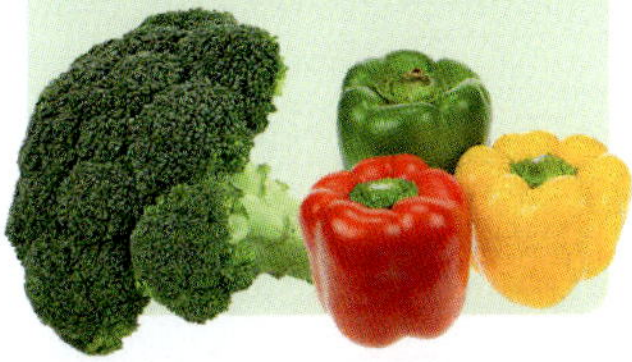

Obst

Maximal 2 Handvoll/Tag

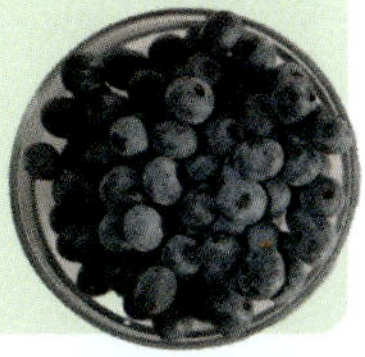

Wasser

Mindestens 1,5–2 l/Tag

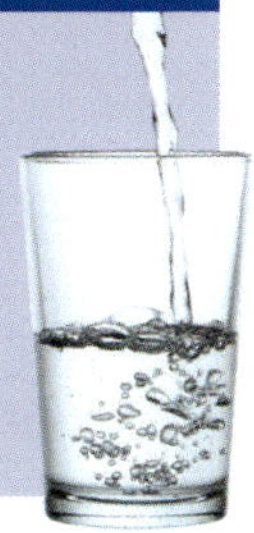

Getreide, Brot & Kartoffeln

bevorzugt in der Vollkornvariante

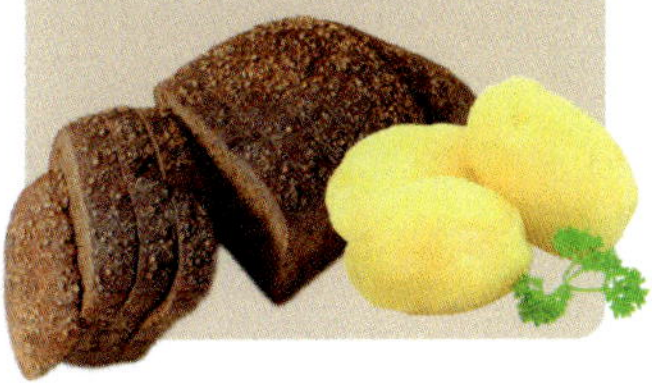

Fleisch, Fisch, Eier & Hülsenfrüchte

wöchentlich:
2–3 × Fleisch
1–2 × Fisch
bis 3 zu Eier
regelmäßig Hülsenfrüchte (Linsen, Bohnen, Kichererbsen ...)

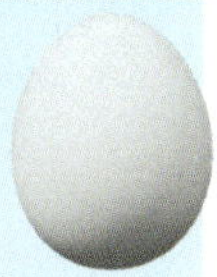

Milch & Milchprodukte

3 Portionen/Tag:
2 × Milch, Joghurt oder Topfen
1 × Käse

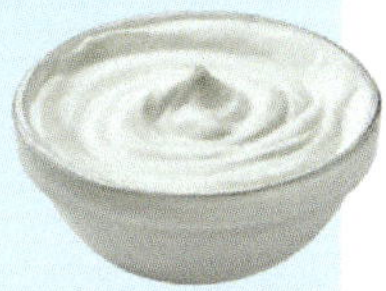

Tagesbeispiel

Frühstück

¼ l Milch
Haferflocken
150 g Beeren
1 Tasse Kaffee
1 Glas Wasser

Mittagessen

1 Schüssel Salat
1 Portion Gemüse
Petersilkartoffeln
Fischfilet
1 Glas Wasser
ggf. 1 Handvoll Obst oder 1 Rippe Schokolade bzw. 2–3 Kekse als Nachspeise

Abendessen

1 Schüssel Linsensuppe
1 Scheibe Brot
1 Kräutertee

Je nach Gewicht, Geschlecht, Alter, Verträglichkeit von Lebensmitteln und körperlicher Aktivität können die Empfehlungen für die Mengen und Mahlzeitenverteilung abweichen. Die Daten basieren auf den österreichischen Ernährungsempfehlungen und wurden vom „Gesunden Teller" der ÖGK abgeleitet.

Der gesunde Teller und Tagesbeispiele
(adaptiert nach Österreichische Gesundheitskasse, Ernährungsfachkräfte der ÖGK, o. J.)

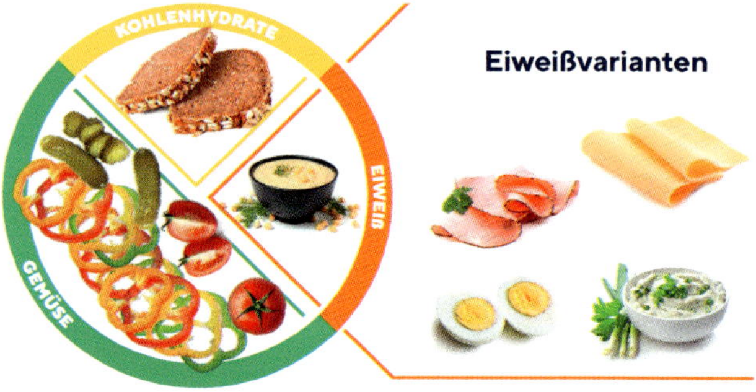

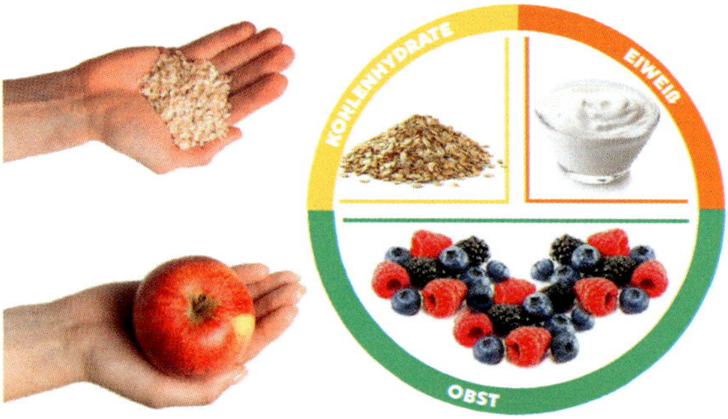

Beispiele für kalte Hauptmahlzeiten (Österreichische Gesundheitskasse [ÖGK], o. J.)

Ernährungsempfehlungen gegen Heißhunger und übermäßiges Essen

- Gehen Sie nicht hungrig einkaufen, kaufen Sie keine verlockenden Speisen und lassen Sie Essensreste nicht offen stehen!
- Planen Sie Ihr Essen im Voraus und kaufen Sie die Zutaten entsprechend ein (Rezepte im Kapitel „Gesunde Ernährung“ ab S. 48).
- Nehmen Sie sich Zeit zum Essen, kauen Sie gut und essen Sie nicht im Stehen.
- Essen Sie regelmäßig drei Mahlzeiten am Tag und machen Sie in der Zwischenzeit Pause.
- Hungern Sie nicht den ganzen Tag, wenn Sie abends ausgehen. Nehmen Sie ein kleines Frühstück und Mittagessen ein.
- Hände weg vom Alkohol – er hat viele Kalorien, hemmt die Fettverbrennung und macht hungrig!
- Lieber den Magen verrenkt …? Hören Sie auf, wenn’s am schönsten ist!
- Versuchen Sie, sich bei Heißhunger abzulenken (rufen Sie z. B. eine Freundin an, gehen Sie spazieren, üben Sie Ihr Hobby aus). Wenn das nicht hilft, trinken Sie ein Glas lauwarme Gemüsebrühe, essen Sie Essiggurken, 2–3 Blatt Schinken oder fettarmen Hüttenkäse.

Mangelernährung, Untergewicht, Kachexie (Kräfteverfall)

Mangelernährung kann jeden treffen – vor allem bei (vormals) Übergewichtigen kommt es häufig zum sogenannten Anorexie-Kachexie-Syndrom mit Appetitmangel und dadurch bedingter Abnahme an Körpergewicht, vor allem an Muskelmasse. Das hat zunehmende Schwäche, Müdigkeit, stärkere Therapienebenwirkungen und einen Verlust an Lebensqualität zur Folge. Daher ist es wichtig, mit der Ernährung gegenzusteuern. Bei metastasierenden Brustkrebsarten kann es wiederum durch die Krankheit selbst, aber auch durch die Chemotherapie zu Appetitlosigkeit und Gewichtsverlust, gepaart mit Übelkeit, Verstopfung und unzureichender Flüssigkeitszufuhr kommen.

Das Körpergewicht oder der Body-Mass-Index (BMI) allein sagen nicht aus, ob eine Mangelernährung vorliegt, da der Muskelverlust nur über eine regelmäßige Messung der Körperzusammensetzung (z. B. mittels Bio-Impedanz-Analyse) sichtbar wird. Spätestens bei einem ungewollten Gewichtsverlust von 5–10 % und mehr vom Ausgangsgewicht wird jedoch von Mangelernährung gesprochen; hier sollte auf eine kalorien- und eiweißreiche Ernährung geachtet werden. Diese soll vor allem den fortschreitenden Verlust der Muskelmasse verhindern. Eine ausreichende Eiweißzufuhr kann mithilfe von Eiweißportionen erreicht werden.

Ermittlung des täglichen Eiweißbedarfs

Schritt 1: Eiweißbedarf je nach Aktivitätsgrad definieren

Eiweißbedarf	Aktivitätsgrad
0,8 g	bei normaler körperlicher Aktivität
0,9–1,2 g	ab 65 Jahren, bei gesteigerter Aktivität
1,2–1,7 g	bei mangelhaftem Ernährungszustand, zum gezielten Muskelaufbau, bei hoher körperlicher Aktivität

Schritt 2: Errechnen der täglichen Eiweißmenge

Eiweißmenge pro Tag in Gramm = Körpergewicht in kg × Eiweißbedarf
Falls notwendig: Korrektur von Über- oder Untergewicht

Bei Über- oder Untergewicht kann das für die jeweilige Körpergröße entsprechende Normalgewicht verwendet werden
(Normalgewicht lt. Broca = Körpergröße in cm – 100)

z. B. 70 kg × 1,5 g Eiweiß = 105 g Eiweißbedarf pro Tag

Schritt 3: Umrechnen in Eiweiß-Portionen

Nachfolgende Tabelle zeigt Ihnen die Anzahl der Eiweiß-Portionen pro Tag.

Eiweißbedarf	Portionen Eiweiß pro Tag
51–60 g	2–3 Portionen
61–70 g	3–4 Portionen
71–80 g	4–5 Portionen
81–90 g	5–6 Portionen
91–100 g	6–7 Portionen
› 101 g	individuelle Abklärung durch ernährungsmedizinische Fachkraft nötig

1 Portion entspricht 10 g biologisch hochwertigem Eiweiß aus …

… 300 ml Milch, Buttermilch, Joghurt, Sojamilch etc.
… 100 g (ca. 4 EL) Topfen/Quark, Frischkäse, Hüttenkäse
… 50 g Käse
… 50 g Wurst, Schinken
… 50 g Fisch, Fleisch (roh gewogen)
… 1 Ei (Gewichtsklasse L)
… 180 g Linsen, Bohnen, Kichererbsen (aus der Dose)
… 150 g Erbsen (frisch oder tiefgekühlt)
… 100 g Tofu

Günstige Lebensmittelkombinationen aus pflanzlichem und tierischem Eiweiß

Kombinationen aus tierischem und pflanzlichem Eiweiß	Speisenvorschläge
Getreide mit Ei	Palatschinken/Pfannkuchen, Semmelknödel, Eierschöberl-Suppeneinlage
Getreide mit Milchprodukten	Milchreis, Grießbrei, Brot mit Käse, Nudelauflauf mit Käse, Grieß-Topfen-Auflauf, Reisauflauf, Topfentorte
Kartoffeln mit Milchprodukten	Kartoffelpüree mit Milch, Ofenkartoffel mit Topfen-Joghurt-Sauce, Topfengnocchi, Topfenlaibchen
Kartoffeln mit Ei	Kartoffelknödel, Kartoffelomelette/Eierkuchen, Kartoffelauflauf

Viele geeignete Eiweißkombinationen finden Sie in unserem Rezeptteil ab S. 47.

Im Handel oder in der Apotheke erhältliche Trinknahrungen (z. B. all in®, Ensure® plus, Fortimel®, Fresubin®, Resource®) und Supplemente/Module (all in® PURE Protein Pulver, Fresubin® Protein Pulver, Protifar®, Resource® instant protein) können die Ernährung optimieren. Die Zusatznahrungen sind am besten gekühlt zu trinken. Die Supplemente in Pulverform sind zum Aufwerten von Speisen gedacht und sind einfach einzurühren, z. B. auch in Suppen, Cremes oder Shakes aus dem Rezeptteil. Probieren Sie aus, was Ihnen schmeckt!

HINWEIS: Auch Trinknahrungen und Eiweißpulver können in Eiweißportionen umgerechnet werden. Zum Beispiel:
200 ml Packung Trinknahrung mit 15 g Eiweiß = 1,5 Eiweißportionen;
11 g/ca. 1 EL Eiweißpulver (91 g Eiweiß pro 100 g Pulver) = 1 Eiweißportion

Ernährungsempfehlungen bei Appetitlosigkeit und Gewichtsverlust:

- Nehmen Sie mehrere kleine Mahlzeiten über den Tag verteilt zu sich. Der Körper kann in etwa maximal 25–30 g Eiweiß von einer Speise verwerten. Daher sollte Eiweiß mehrfach täglich gegessen werden.
- Stellen Sie in Ihrer Wohnung kleine Schälchen mit Knabbereien auf, um zwischendurch zugreifen zu können.
- Meiden Sie blähende Lebensmittel und Speisen und beachten Sie individuelle Unverträglichkeiten.
- Richten Sie Ihre Mahlzeiten appetitlich an.
- Aperitifs, Wein oder Bier ca. 1 Stunde vor dem Essen wirken appetitanregend.
- Verfeinern Sie Suppen, Saucen oder Cremespeisen mit Schlagsahne, Crème fraîche, Butter, Öl oder einem Ei.
- Achten Sie auf eine ausreichende Zufuhr der entzündungshemmenden Omega-3-Fettsäuren! Verzehren Sie 2-mal pro Woche fettreichen Seefisch (Lachs, Hering, Makrele) und verwenden Sie Raps-, Soja-, Leinsamen- oder Walnussöl zur Zubereitung von Speisen.
- Rezepte finden Sie im Kapitel „Energiereiche Ernährung“ ab S. 106.
- Eine routinemäßige künstliche Ernährung ist nicht angezeigt. Jedoch sollte bei unzureichender (Energiezufuhr unter 60 % des errechneten Bedarfs, erwartet für mindestens 10 Tage) oder nicht möglicher oraler Ernährung (Energiezufuhr unter 500 kcal pro Tag, erwartet für mindestens 7 Tage) stationär oder zu Hause eine künstliche Ernährung erfolgen. Sprechen Sie diesbezüglich mit Ihrer Ärztin.

Nehmen Sie Hilfe in Anspruch!

Wenden Sie sich bei Gewichtsproblemen für die Ernährungsberatung an eine Diätologin/Diätassistentin/Ökotrophologin. In den meisten Kliniken und Reha-Zentren sind medizinische Ernährungsberater:innen verfügbar. Freiberufliche Expert:innen finden Sie auf den folgenden Webseiten:

für Deutschland → Verband der Diätassistenten [https://www.vdd.de/diaetassistenten-suche/] oder Verband für Ernährung und Diätetik [https://www.vfed.de/de/fachkräfte-suche/fachkräfte-suche]

für Österreich → Verband der Diaetologen Österreichs [https://www.diaetologen.at/suche]

Ziel einer Ernährungstherapie ist das Aufhalten des fortschreitenden Gewichtsverlusts oder der Gewichtszunahme, eine Reduktion von Therapienebenwirkungen, das Vermeiden von Therapieunterbrechungen sowie eine Verbesserung der Lebensqualität.

Schwächung des Immunsystems

Abwehrschwäche

Chemotherapien erzeugen häufig eine Abwehrschwäche des Körpers, die Infekte nach sich ziehen kann. Dies liegt an der hemmenden Wirkung der Chemotherapeutika auf die Neubildung von Blutzellen, vor allem von weißen Blutzellen (Leukozyten), die für die Abwehr von Infektionen mitverantwortlich sind. Auch psychischer Stress kann negative Auswirkungen auf das Immunsystem haben.

Ernährungsempfehlungen

- Eine keimarme Kost kann das Infektionsrisiko in der Akutphase senken. Achten Sie daher auf:
  - die richtige Lagerung und Zubereitung der Lebensmittel
  - den Verzicht auf rohes Fleisch, Fisch und rohe Eier
  - die hygienische Unbedenklichkeit beim Außer-Haus-Essen, v. a. bei Eiern und Geflügel
  - das Schälen von Obst und Gemüse
  - den Verzehr von pasteurisierten Milchprodukten und den Verzicht auf Rohmilch
  - ausreichende Hygiene in der Küche und bei der Zubereitung der Speisen
  - bewusstes und regelmäßiges Händewaschen

- Vitaminkick: Trinken Sie frisch gepresste Gemüse- und Obstsäfte. Achten Sie auf eine ausgewogene Ernährung mit reichlich Gemüse und Obst zu jeder Mahlzeit bzw. als Zwischenmahlzeit.
- Eberrautentee kann die Abwehrkräfte ankurbeln (morgens und abends eine Tasse).
- Mäßige, aber regelmäßige Ausdauerbewegung im Freien oder körperliche Aktivitäten können das Immunsystem, den Stoffwechsel und das Herz-Kreislauf-System stärken. Außerdem helfen Entspannung durch stressfreie Phasen, z. B. in der Natur, autogenes Training, Yoga und Qigong sowie schonende Sauna- und Wechselbäder.

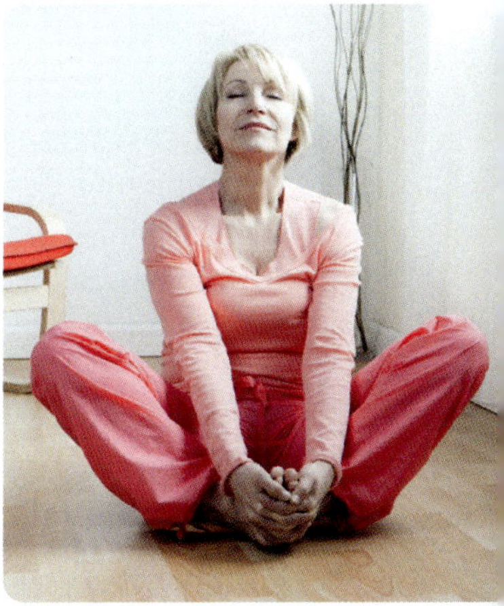

Osteoporose

Therapiemöglichkeiten bei hormonsensitiven Brustkrebserkrankungen können zu einem starken Verlust an Knochenmasse (Osteoporose) führen. Medikamente (z. B. Bisphosphonate) und Nahrungsergänzungsmittel (z. B. Kalzium-Präparate, Vitamin-D3-Tropfen) zur Vorbeugung bzw. Therapie der Osteoporose können durch eine Ernährungstherapie gut unterstützt werden.

Ernährungsempfehlungen

- Achten Sie auf eine kalzium-, vitamin- und eiweißreiche Kost:
  - Milch- und Milchprodukte, z. B. Käse, Joghurt, Sauermilch, Buttermilch, Topfen bzw. Quark, Cottage Cheese
  - Sojaprodukte, die mit Kalzium angereichert sind. Bei hormonabhängigen Tumoren sollten Sojaprodukte jedoch nur in moderaten Mengen und nicht täglich gegessen werden.
  - Gemüse und Gemüsesäfte, z. B. Brokkoli, Fenchel, grüne Bohnen, Grünkohl, Kohlrabi, Lauch, Rucola; Obst, z. B. Beerenfrüchte, Kiwi, Orangen
- Kalziumreiches Mineralwasser (z. B. Alpquell, Juvina, Long Life) und kalziumreiche Fruchtsäfte (z. B. Hohes C + Kalzium) oder kalziumangereicherte Reis- bzw. Haferdrinks unterstützen die Kalziumversorgung.
- Ausreichend Bewegung – v. a. bei direkter Sonnenstrahlung (zur Verbesserung der körpereigenen Vitamin-D-Produktion) – hat positive Auswirkungen auf den Knochenstoffwechsel.

Müdigkeit und Erschöpfung

Müdigkeit und Erschöpfung (Fatigue) treten sehr häufig als Folge der Brustkrebstherapien auf. Ursachen dafür können neben der Krebserkrankung und dem veränderten Stoffwechsel selbst die Therapie sowie Medikamente, Infektionen und andere Beschwerden wie Blutarmut, Schmerzen, Schlafstörungen, Gewichts- und Appetitverlust, emotionaler Stress und Bewegungsmangel sein. Sport kann die Nebenwirkungen der Therapie und der Krebserkrankung verringern, daher sollte bei der Behandlung krebsbedingter Fatigue die Bewegung ein zentraler Baustein sein. Der Einsatz von Ginseng kann ebenfalls erwogen werden (siehe S. 42, Tabelle Lebensmittelinhaltsstoffe mit tumorprotektiver Wirkung).

Ernährungsempfehlungen

- Achten Sie auf eine energie- und eiweißreiche Kost.
- Essen Sie mehrere kleine Mahlzeiten über den Tag verteilt, auch wenn Sie eventuell wenig Appetit haben.
- Trinken Sie die nötige Menge für Ihren Körper und Ihre Bedürfnisse (mindestens 2–2,5 Liter am Tag).
- Matchatee wirkt stimmungsaufhellend und belebend.
- Vitaminkicks bieten frische, selbst gepresste Fruchtsäfte und Smoothies.
- Die Bestimmung des Eisen- und Vitaminstatus durch Blutabnahme könnte mögliche Mängel aufdecken.
- Auf Ruhe und eine angemessene Menge Schlaf, aber auch die Möglichkeit, Hobbys nachzugehen, positives Denken, Hilfe und soziale Kontakte mit Freundinnen bzw. Freunden und Familie sollte Wert gelegt werden.

Aszites und Ödeme

Eine vermehrte Ansammlung von Wasser in den Beinen (Ödeme) und in der freien Bauchhöhle (Aszites) hat verschiedene Ursachen und kann auch auf einen Eiweißmangel oder eine schlechte Leberfunktion zurückzuführen sein. Anfängliche Symptome sind schwere Beine, ein „aufgedunsener" Bauch mit rascher Gewichtszunahme, Spannungsgefühl in den Beinen oder im Bauch und Atembeschwerden. Eine weiteres Symptom sind Lymphödeme, die durch die Entfernung von Lymphknoten und Unterbrechung der Lymphwege häufig auftreten. Neu aufgetretener Aszites muss immer ärztlich abgeklärt werden. Ist ein Eiweißmangel die Ursache, hilft – neben speziellen Medikamenten und Therapien zur Reduktion der Wasseransammlungen – auch eine eiweiß- und energiereiche Ernährung.

Ernährungsempfehlungen

- Essen Sie ausreichend und vermeiden Sie Gewichts- bzw. Flüssigkeitsverluste von über einem halben Kilogramm pro Tag, auch durch Medikamente.
- Achten Sie auf eine bedarfsdeckende Eiweißzufuhr (siehe S. 29).
- Salzen Sie sparsam, verwenden Sie stattdessen mehr Gewürze und Kräuter.
- Vermeiden Sie salzreiche Konserven, Fertiggerichte und sehr natriumhaltiges Mineralwasser (z. B. Peterquelle, Sicheldorfer, Gleichenberger).
- Frisches Obst und Gemüse und Selbstgekochtes enthält am wenigsten Kochsalz. Des Weiteren wirken Obst (v. a. Bananen) und Gemüse (v. a. Kartoffeln, Spinat, Tomaten) aufgrund des hohen Kaliumgehalts entwässernd.
- Besprechen Sie mit Ihrer Ärztin Ihre empfohlene Trinkmenge.
- Ausschwemmende Tees sind z. B. Brennnessel- und Melissentee.
- Alkoholkonsum jeglicher Art sollte die Ausnahme sein, da er Lymphödeme verstärken kann.

Schwitzen/Wallungen

Schwitzen und Hitzewallungen sind häufige Nebenwirkungen einer antihormonellen Therapie und werden meist durch die östrogenabhängige Wärmeregulation verursacht. Folgende Maßnahmen können Ihnen helfen:

Empfehlungen

- Salbei hemmt die Tätigkeit der Schweißdrüsen und verhindert so übermäßiges Schwitzen. Verwenden Sie Salbeiextrakt (z. B. Sweatosan® 2-mal täglich 100 mg) oder Salbeitee aus der Apotheke.
- Die Traubensilberkerze ist ein etabliertes Mittel gegen klimakterische Beschwerden wie Hitzewallungen und Schweißausbrüche – sprechen Sie mit Ihrer Ärztin über einen möglichen Einsatz (siehe S. 42).
- Trinken Sie keine zu kalten oder heißen Getränke, lauwarm ist die ideale Trinktemperatur. Um den Flüssigkeitsverlust durch das Schwitzen wieder auszugleichen, sollten Sie mindestens 2 Liter täglich trinken!
- Alkohol, Kaffee, Tabak und scharfe Gewürze wie Chili oder Curry können Hitzewallungen auslösen – verzichten Sie also lieber darauf!
- Auch Bäder mit Eichenrindenextrakt (50 ml pro Vollbad) oder Kamillenlösung (20 ml mit 1 l kochendem Wasser übergießen und 15 Minuten ziehen lassen) helfen gegen übermäßige Schweißproduktion.
- Betreiben Sie regelmäßig Sport, bei dem Sie ins Schwitzen kommen: Das verbessert die Durchblutung und Sie können dadurch Stress abbauen.
- Tragen Sie atmungsaktive Funktionsunterwäsche unter Naturmaterialien wie Baumwolle, Seide oder Leinen.

Schlafstörungen

Aufgrund hormoneller Umstellungen kann es zu Ein- und Durchschlafschwierigkeiten kommen. Neben allgemeinen Maßnahmen zur besseren Schlafhygiene bietet auch die Komplementärmedizin schlaffördernde Tipps.

Empfehlungen

- Tees mit Baldrian, Melisse oder Johanniskraut wirken beruhigend. Informieren Sie Ihre Ärztin bei Einnahme von Johanniskraut.
- Melissen- oder Lavendelöl gibt es als Badezusätze.
- Sprechen Sie mit Ihrer Ärztin bzgl. einer möglichen Verschreibung von Melatonin in Nahrungsergänzungsmitteln, um das Einschlafen zu verkürzen.
- Verwenden Sie Baldrianextrakt-Präparate aus der Apotheke gegen Einschlafstörungen sowie Hopfenextrakt gegen Durchschlafstörungen.
- Achten Sie auf ein leicht verdauliches, nicht zu spätes Abendessen.
- Auf Alkohol, Koffein und Nikotin sollten Sie verzichten.
- Eine Gedanken-Box am Nachttisch, in die kleine Zettel mit Notizen gelegt werden können, kann nächtliches Grübeln stoppen.

Allgemein ist zur begleitenden Ernährungstherapie anzumerken:

Sie profitieren in jedem Fall von einer frühzeitigen qualifizierten ernährungsmedizinischen Beratung, die bereits vor Therapiebeginn stattfinden sollte. Dadurch kann das Auftreten von auffälligen Mangelzuständen verhindert bzw. reduziert werden.

Anti-Krebsdiäten: Sinn oder Unsinn?

Wichtig ist zu wissen, dass es eine besondere Ernährungsform im Sinne einer „Anti-Krebsdiät“ nicht gibt. Im Internet und in anderen Medien finden sich zahlreiche Diäten und Ernährungsweisen von zweifelhafter Qualität, die bei vielen Betroffenen zu Verwirrung führen. Einige der sogenannten Krebsdiäten können zu groben Mangelerscheinungen führen, andere können womöglich ohne Schaden für die Patient:innen durchgeführt werden, allerdings auch ohne Anspruch auf Heilung. Die folgende Auflistung soll Ihnen helfen, sich einen Überblick zu verschaffen:

Die bisher populärsten Anti-Krebsdiäten sind:

Diät	Prinzip	Bewertung
Anemüller und Ries: „Stoffwechselaktive Kost“	Stoffwechsel soll positiv beeinflusst werden, Ziel ist ein guter Ernährungszustand.	unbedenklich; Heilung wird nicht versprochen
Budwig: „Öl-Eiweiß-Kost“	Die richtige Fettsäurezusammensetzung soll Krebs hemmen.	einschränkende Kost aus Leinöl, Topfen und Gemüsesäften; kein Wirkungsnachweis gegeben
Kuhl: „Milchsäurekost“	Laktovegetabile Ernährungsweise[1], die Gärung der Zellen durch Milchsäurebildung vermeiden soll.	keine Hemmung des Krebswachstums nachgewiesen
Moermann: „Krebsdiät“	An Brieftauben erprobte Diät, Basis ist eine laktovegetabile Ernährung in Kombination mit acht Vitaminen und Mineralstoffen.	Ernährungsempfehlungen unbedenklich, als Krebsbehandlung keine Grundlage
Reckeweg: „Homotoxinlehre“	schweinefleischfreie Mischkost	wissenschaftlicher Nachweis fehlt, ernährungsphysiologisch unbedenklich
Schmidt: „Gesundheitskost“	ovolaktovegetabile Kostform[2] mit viel Rohkost, sauren Milchprodukten und Rote-Bete-Saft	unbedenkliche Ernährungsform, klinische Studien zur Wirksamkeit fehlen
Zabel: „Ernährung des Krebskranken“	Stärkung der körpereigenen Abwehr steht im Vordergrund; laktovegetabile Diät mit Produkten aus biologischem Anbau	keine Tumorwirksamkeit nachgewiesen
Ketogene Diät	Verlangsamung des Tumorwachstums durch minimale Kohlenhydrat- und vermehrte Eiweiß-/Fettzufuhr (= führt zur sog. „Ketose“ im Stoffwechsel)	nur Studien mit sehr kleinen Fallzahlen, kann evtl. bei Chemotherapie unterstützend wirken; Durchführung schwierig – nur in Begleitung von erfahrenen Diätolog:innen/Diätassistent:innen/Ärzt:innen, Mangelernährungsrisiko hoch, daher NICHT bei normal- und untergewichtigen Betroffenen einsetzen!

Quellen: Hauenschild (2012), Henß (2009), Zürcher (2008), Klement/Kämmerer (2016).

[1] laktovegetabile Ernährung: vegetarische Ernährung mit Milch und Milchprodukten.

[2] ovolaktovegetabile Ernährung: vegetarische Ernährung mit Milch und Milchprodukten sowie Eiern.

Völlig abzuraten ist von folgenden Diäten:

Diät	Prinzip	Bewertung
Breuß: „Krebskur total“	Saft- und Teekur, mit der der Krebs „ausgehungert“ werden soll.	Gefahr von extremen Mangelerscheinungen und Schwächung der Abwehr. Nach der Kur kann Krebswachstum sogar beschleunigt werden!
Burger: „Instinktotherapie“	Alle Lebensmittel sollen roh verzehrt werden.	Mangelernährungsrisiko!
Gerson: „Diättherapie bösartiger Erkrankungen“	salzfreie Ernährung mit vorwiegend Gemüse- und Obstsäften, Einläufen und künstlichem Magensaft	Aufgrund der Risiken abzulehnen!
Krebs: „Stoffwechseltherapie“	vegane Ernährungsweise mit Präparaten zum Einnehmen	Kann zu Blausäurevergiftungen und extremen Mangelerscheinungen führen!
Leupold: „Konservative Krebstherapie“	zucker- und stärkearme Diät mit Insulinbehandlungen	Kann zu lebensbedrohlichen Unterzuckerungen führen!
Ohsawa-(Kushi-)Diät: „Makrobiotik“	keine Ernährungsweise, sondern Weltanschauung	Schwere Mangelernährung bei langer Anwendung!
Seeger: „Rote Bete als Heilmittel“	Rote Bete soll auf entgleisten Stoffwechsel heilend wirken.	Als Dauerernährung nicht geeignet!
Windstosser: „Heilkost“	Vollwertkost mit starker Kohlenhydrat- und Kalorieneinschränkung, hohe Proteinzufuhr	Wegen unterkalorischer Versorgung speziell bei Tumorkachexie abzulehnen!

Quellen: Hauenschild (2012), Henß (2009), Zürcher (2008).

Generell ist eine vegetarische Ernährung ohne Fleisch, aber mit Eiern, Milch und Milchprodukten (ovolaktovegetabile Ernährung) als unbedenklich anzusehen. Extreme oder einseitige Ernährungsformen sind jedoch strikt abzulehnen! Im Gegensatz dazu kann eine ausgewogene Ernährung mit viel Obst und Gemüse und wenig rotem Fleisch und Alkohol die Therapie unterstützen und Nebenwirkungen lindern. Lesen Sie dazu auch in unserem Rezeptteil ab S. 47.

Gibt es therapeutische Lebensmittel?

Lebensmittel bzw. deren Inhaltsstoffe können ohne Zweifel im Rahmen einer vollwertigen Ernährung das Risiko vermindern, an Krebs zu erkranken. Fundierte wissenschaftliche Hinweise, dass sich Tumorerkrankungen durch Ernährungsmaßnahmen allein verhindern oder gar heilen lassen, gibt es jedoch nicht. Komplementäre Maßnahmen können aber Nebenwirkungen der Standardtherapien (Operationen, Zytostatikatherapie und Bestrahlung) lindern bzw. minimieren. Die Auflistungen in diesem Kapitel sollen Ihnen als Nachschlagewerk dienen.

„Nutzt es nichts, schadet es nicht?" Besprechen Sie alle komplementären Maßnahmen unbedingt vor der Durchführung mit Ihrer behandelnden Ärztin. Pflanzliche Mittel sind nicht frei von Nebenwirkungen, einige können sogar giftige oder krebsfördernde Wirkung entfalten oder in Extremfällen das Tumorwachstum durch Blockierung der Standardtherapie fördern!

Lebensmittelinhaltsstoffe mit tumorprotektiver und möglicherweise sogar -hemmender Wirkung sind

Inhaltsstoffe	Wirkungsweise	Enthalten in
Antioxidantien	Als Antioxidantien (auch „Radikalfänger" genannt) werden Stoffe bezeichnet, die eine Oxidation im Körper verhindern und damit den Körper vor schädlichen Einwirkungen sogenannter freier Radikale schützen. Dazu gehören Vitamin A, C, E und Selen.	Karotten, Tomaten, Kartoffeln, Paprika, Brokkoli, Spinat, Zitrusfrüchte, Nüsse (v. a. Paranüsse), Pflanzenöle, Eier, Vollkornprodukte
Ballaststoffe	Ballaststoffe sind unverdauliche Nahrungsbestandteile, die die Darmpassage beschleunigen und so die Kontaktzeit mit Karzinogenen und Toxinen verkürzen.	Vollkorngetreide (Vollkornbrot, Vollkornnudeln), Obst und Gemüse, v. a. Avocado, Hülsenfrüchte, Schwarzwurzeln, Beerenfrüchte (Himbeeren, Heidelbeeren, Brombeeren, Johannisbeeren), Erdnüsse, Mandeln, Pilze, Flohsamenschalen, Leinsamen

Inhaltsstoffe	Wirkungsweise	Enthalten in
Sekundäre Pflanzenstoffe	Abwehrstoffe, Farbstoffe und Wachstumsfaktoren in pflanzlichen Lebensmitteln. Als wichtigste Stoffgruppen sind Carotinoide, Phytoöstrogene, monozyklische Terpene, Glucosinolate und Polyphenole zu nennen. Zufuhrempfehlungen gibt es derzeit noch keine; es wird angenommen, dass für die Wirkung die Aufnahme von verschiedenen Pflanzenstoffen im Verbund eines Lebensmittels notwendig ist.	**Carotinoide:** Karotten, Kürbis, Tomaten, Wirsingkohl, Brokkoli, Blattsalat, Spinat, Marillen, Kiwi **Phytoöstrogene:** Hülsenfrüchte (Erbsen, grüne Bohnen, Linsen, Sojabohnen), Rotklee, Vollkorngetreide, Leinsamen **Glukosinolate:** Wirsingkohl, Kraut, Brokkoli, Karfiol bzw. Blumenkohl, Kohlrabi, Kren, Kresse, Rettich, Rucola, Senf **Polyphenole (Flavonoide und Phenolsäuren):** Zitrusfrüchte, Walnüsse, schwarzer und grüner Tee, Kaffee, Weintrauben, Rotwein, Äpfel, Beeren, Rotkraut, Weichseln

Für die Therapiebegleitung unbedenklich:

Lebensmittel (Inhaltsstoff)	Bewertung	Nebenwirkungen
Dronabinol (Cannabis)	appetitanregender Effekt, wirksam bei Schmerzen, vor allem palliativ anzuwenden – verschreibungspflichtig!	Wahrnehmungsstörungen, Depersonalisationserlebnisse, Merkstörungen bei Überdosierung
Glucosinolate in Kohlgewächsen (Brokkoli, Karfiol bzw. Blumenkohl, Kohl, Kohlrabi, Kohlsprossen)	können helfen, das Krebswachstum zu hindern	Blähungen, Flatulenzen

Lebensmittel (Inhaltsstoff)	Bewertung	Nebenwirkungen
grüner Tee	bei moderatem Genuss keine medizinische Empfehlung für oder gegen den Konsum vorliegend (ein bis drei Tassen pro Tag), kann jedoch sehr wohltuend auf den Körper wirken	bei Dosierung › 6 g pro Tag: Übelkeit, Erbrechen, Schlaflosigkeit möglich
Knoblauch	Studien über die Wirksamkeit von Knoblauchextrakt zur Behandlung von bösartigen Tumoren fehlen, als Nahrungsbestandteil ist er aber vorteilhaft	Geruchsentwicklung, Magen-Darm-Beschwerden, leichte Hemmung der Blutgerinnung; Beeinflussung der Wirksamkeit von Zytostatika möglich, daher ist es ratsam, Knoblauchpräparate erst nach Abschluss der Chemotherapie zu nehmen
Lapachotee	positive Wirkung auf Immunsystem, Ausdauer und Konzentration; unzureichende Erfahrungen bei Krebspatient:innen	bei hochqualitativen Produkten keine bekannt
Mistel	widersprüchliche Studien, eventuell für Erholung nach Standardtherapie einsetzbar	langsamer Herzschlag, Durchfall, Erbrechen, Übelkeit, Halluzinationen, hoher oder niedriger Blutdruck, Fieber und Krampfanfälle (alle selten)
Omega-3-Fettsäuren (Fischöl)	ergänzende Anwendung gesund, Quellen: heimischer Fisch (Saibling, Alpenlachs), Bio-Produkte (Eier, Lachs, Fleisch), Wild, Heumilch, Öle (Sojaöl, Leinöl, Walnussöl)	bei übermäßiger Zufuhr Gewichtszunahme oder Durchfall möglich; Supplemente und fettreiche Seefische nicht an den Tagen der Chemotherapie einnehmen
Rooibostee	keine klinischen Untersuchungen; übermäßigen Genuss während Zytostatika-/Strahlentherapie wegen Antioxidantiengehalts vermeiden, in geringen Mengen unbedenklich	keine bei sachgerechter Zubereitung und Dosierung

Lebensmittel (Inhaltsstoff)	Bewertung	Nebenwirkungen
Sojaprodukte (Sojamilch, Sojajoghurt, Tofu ...)	Gegen den gelegentlichen Genuss von Sojaprodukten bestehen keine Bedenken, die Einnahme von Sojapräparaten bei einer Brustkrebserkrankung ist nicht empfehlenswert!	allergische Reaktionen
Folsäure	in der Krebsforschung wird ein für Patient:innen negativer Einfluss einer mangelhaften Versorgung – v. a. in Kombination mit Vitamin-B12-Mangel – auf das Tumorwachstum oder die Rezidivrate vermutet	in Studien wurden keine Aussagen zu Nebenwirkungen von Folsäure gefunden
Traubensilberkerze (Cimicifuga racemosa)	fragliche Senkung von therapieassoziierten menopausalen Symptomen wie Hitzewallungen	geringgradige unerwünschte Ereignisse (gastrointestinal und muskuloskeletal) beobachtbar
Ginseng	Daten zur Wirksamkeit auf die Verbesserung von Fatigue vorliegend	keine Sicherheitsbedenken, unerwünschte Nebenwirkungen sind mild und reversibel

Quellen: Budnowski (2009), Hübner (2008), Hütterer (2010), Daenen et al. (2015), Deutsche Krebsgesellschaft (2021).

Aufgrund von starken Nebenwirkungen oder schlechter Beweislage nicht empfohlen:

Lebensmittel (Inhaltsstoff)	Bewertung	Nebenwirkungen
Algen	klinische Studien fehlen, Stärkung des Immunsystems in Einzelfällen nachgewiesen	keine, eventuell Verunreinigung durch Schadstoffe (z. B. Schwermetalle)
Aloe Vera	fördert Wundheilung, auf Krebs kein Einfluss nachgewiesen; eventuell zur äußeren Anwendung nach und während der Strahlentherapie	stark abführend, kann Chemotherapie abschwächen

Lebensmittel (Inhaltsstoff)	Bewertung	Nebenwirkungen
Amygdalin (Laetrile, Vitamin B17)	wissenschaftliche Studien an Tumorpatient:innen fehlen; die Einnahme ist gefährlich, daher abzulehnen	Amygdalin kann unter Umständen giftige Blausäurebestandteile abspalten; mögliche Nerven- und Hirnschädigungen, sogar Todesfälle
Capsaicin (Pfeffer, Chili)	aufgrund der unterschiedlichen Datenlage für Tabletten keine Einnahmeempfehlung, mit der normalen Ernährung bei Verträglichkeit unbedenklich	Brennen
Carnivora-Presssaft	Wirkung nicht nachgewiesen	allergische Reaktionen häufig
Curcumin (Gelbwurz)	tumorprotektive Wirkung; Bedeutung bei der Therapie unklar, daher während einer Chemo- und Strahlentherapie nicht empfehlenswert	Brennen, bei Gallensteinen kontraindiziert
Granatapfel-extrakt	aufgrund des Phytoöstrogengehalts bei hormonabhängigem Brustkrebs nicht empfehlenswert, gelegentlicher Genuss von Granatäpfeln unbedenklich	keine bekannt
Isoflavone, Phytoöstrogene	vor allem bei hormonabhängigen Tumoren abzuraten, können Tumorzellen stimulieren	hormonähnliche Wirkung
Johanniskraut-extrakt	hilfreich bei depressiven Verstimmungen	Achtung bei Bestrahlung, Sonnenkontakt und Chemotherapie!
Kombucha	Stimulierung des Immunsystems, Wirkung auf Tumorzellen nicht bewiesen	gastrointestinale Beschwerden, kann Krankheitserreger enthalten
Krallendorn	Wirkung auf Immunsystem erwiesen, keine Studien über Wirkung bei Krebs	Kopfschmerz, Schwindel, Übelkeit, Fieber

Lebensmittel (Inhaltsstoff)	Bewertung	Nebenwirkungen
Leinsamen/ Leinöl	aufgrund des Phytoöstrogengehalts große Mengen bei hormonabhängigem Brustkrebs nicht empfehlenswert, moderater Verzehr unbedenklich	Gewichtszunahme
Man Koso	wissenschaftliche Untersuchungen fehlen	allergische Symptome, Unverträglichkeit, Durchfall
Noni	verstärkte Zytostatika-Wirkung in Tierversuchen, Wirksamkeit bei Menschen nicht nachgewiesen	Verstopfung, Achtung bei Niereninsuffizienz
Shiitakepilze	Untersuchungen zu Interaktionen mit Standardtherapien fehlen, daher nicht empfehlenswert	gastrointestinale Beschwerden, allergische Reaktionen, eventuell Schadstoffbelastung
Vitamin- und Mineralstoffpräparate	Einnahme während der Standardtherapie abzuraten (diagnostizierte Mangelzustände ausgenommen), vitamin- und mineralstoffreiche Ernährung empfehlenswert	Interaktionen mit Chemo-/ Strahlentherapie

Quellen: Budnowski (2009), Hübner (2008), Hütterer (2010), Deutsche Krebsgesellschaft (2021).

Fazit

Vom einseitigen Verzehr einzelner „gesunder Lebensmittel“ ist abzuraten. Man geht davon aus, dass v. a. die Kombination von Pflanzenstoffen durch eine abwechslungsreiche Nahrungsaufnahme positiv wirkt. Im Rezeptteil dieses Buches (ab S. 47) können Sie den Einsatz von Lebensmitteln mit möglichem therapeutischem Effekt in sinnvollem Rahmen nachlesen.

Beste Erfolge können somit erzielt werden durch

- eine **ausgewogene** und **abwechslungsreiche Ernährung,**
- die **Reduktion** von **Nährstoffdefiziten** und **potenziell schädigenden Substanzen** (z. B. Alkohol, Rauchen) auf ein **Minimum.**

DAS LEBEN DANACH

Im Prinzip gelten nach einer geheilten Brustkrebserkrankung dieselben Maßnahmen wie für die Prävention. Nach der Therapie nimmt daher ein gesunder Lebensstil eine wichtige Rolle ein. Denn eine gesunde Ernährungs- und Lebensweise kann das Risiko einer erneuten Tumorerkrankung (Rezidiv) vermindern. Sport und ausgewogene Ernährung sind zudem wichtige Bausteine, um den Körper nach der Therapie wieder optimal zu stärken und aufzubauen. Übergewichtige Frauen entwickeln überdies häufiger ein Rezidiv als normalgewichtige.

Als Richtlinien für die Ernährung sollten gelten:

- mindestens fünf Handvoll Obst und Gemüse pro Tag
- reichlich Ballaststoffe aus Vollkornprodukten, Kartoffeln und Hülsenfrüchten
- fettarme Lebensmittel bevorzugen
- fettarme Zubereitung der Speisen
- v. a. gesättigte Fettsäuren aus fettem Fleisch und Fleischprodukten meiden
- mindestens 5-mal pro Woche 30 Minuten sportliche Aktivität
- Normalgewicht anstreben
- nicht rauchen
- Alkohol ist nicht empfehlenswert

Im Falle eines Lymphödems nach Operation oder Bestrahlung ist es für übergewichtige Patient:innen empfehlenswert, ihr Körpergewicht zu reduzieren. Zu einer Verminderung des Lymphödems kann auch der Verzehr sogenannter MCT-Fette anstelle herkömmlicher Öle beitragen. Bei nicht fachkundiger Handhabung kann es aber zu Nebenwirkungen kommen. Führen Sie diese Umstellung deshalb nur unter ernährungsmedizinischer Aufsicht durch.

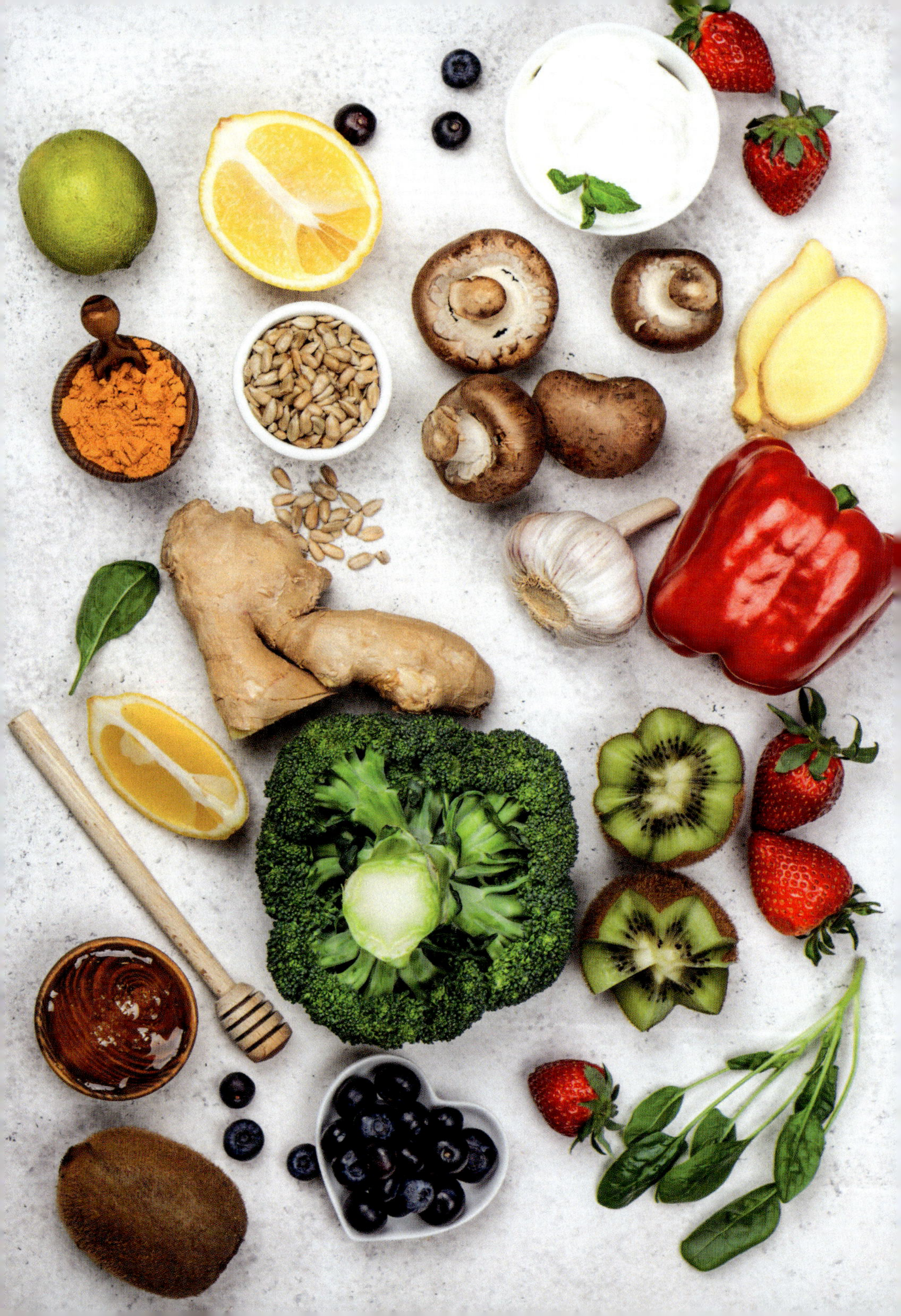

REZEPTE

In diesem umfangreichen Kapitel finden Sie eine große Auswahl an schmackhaften und praktischen Rezepten. Diese sind in drei große Bereiche unterteilt:

- **Gesunde Ernährung**
- **Leicht bekömmliche Ernährung**
- **Energiereiche Ernährung**

Sämtliche Rezepte aus dem Teil „Leicht bekömmliche Ernährung" eignen sich auch für eine allgemein gesunde Ernährung. Bei der Rezeptauswahl wurde darauf geachtet, Lebensmittel mit möglichem „therapeutischem Effekt" in sinnvollem Rahmen in die Speisen einzubauen.

Die Speisen im Teil „Leicht bekömmliche Ernährung" folgen keinen strengen Diätrichtlinien (z. B. im Rahmen der Leichten Vollkost), sondern sollen Ihnen als gut bekömmliche Kost in speziellen Situationen während der Brustkrebserkrankung zu Ihrem Wohlbefinden verhelfen.

Bei sämtlichen Rezepten aus dem Teil „Gesunde Ernährung" und „Leicht bekömmliche Ernährung" kann der Fettgehalt erhöht werden (durch Austausch von mageren gegen vollfette oder sahnige Milchprodukte, hochwertige Öle und Butter). Die Rezepte können auch zusätzlich mit Modulen, Trink- und Zusatznahrungen angereichert werden und sind somit bei Mangelernährung geeignet.

Die Symbolzuordnung zu den Speisen erfolgte nicht nach strengen Diätrichtlinien, sondern gilt als Anregung, die individuell ausgetest und angepasst werden kann (z. B. bei Übelkeit auch nicht gekochte Gerichte und Rohkost).

Abkürzungen sind am Ende des Buches erklärt (siehe S. 136). Da einige Lebensmittel im deutschen, österreichischen und Schweizer Sprachraum unterschiedliche Bezeichnungen haben, finden Sie ab S. 134 zudem ein Glossar, das Ihnen bei unbekannten Bezeichnungen weiterhelfen soll.

Anhand der folgenden Symbole bzw. Abkürzungen sehen Sie auf einen Blick, welche Rezepte besonders für Sie geeignet sind (siehe dazu auch die Übersichtstabelle ab S. 128):

- **A** Appetitlosigkeit
- **B** Blähungen
- **D** Durchfall
- **E** Entzündungen im Mundbereich
- **M** Mundtrockenheit
- **O** Osteoporose
- ☺ stimmungsaufhellend
- **Ü** Übelkeit
- **V** Verstopfung

GESUNDE ERNÄHRUNG

Nachfolgend finden Sie die zehn Regeln der Deutschen Gesellschaft für Ernährung (DGE), die eine gesunde und ausgewogene Ernährung beschreiben.

Vollwertig essen und trinken nach den zehn Regeln der DGE

Vollwertig essen und trinken hält gesund und fördert die Leistung und das Wohlbefinden. Auf Basis aktueller wissenschaftlicher Erkenntnisse hat die Deutsche Gesellschaft für Ernährung 10 Tipps für die Umsetzung formuliert.

1 Vielfältige Lebensmittel probieren
Essen Sie abwechslungsreich und wählen Sie überwiegend pflanzliche Lebensmittel. Kein Lebensmittel enthält alle Nährstoffe. Je vielfältiger Sie essen, desto geringer ist das Risiko einer einseitigen Ernährung.

2 Fünfmal täglich Gemüse und Obst
Genießen Sie mindestens 3 Handvoll Gemüse und 2 Handvoll Obst am Tag. Zur bunten Auswahl gehören auch Hülsenfrüchte wie Bohnen, Linsen und Kichererbsen sowie (ungesalzene) Nüsse.
Mit reichlich Nährstoffen, Ballaststoffen und sekundären Pflanzenstoffen versorgen Sie Gemüse und Obst. Zudem senkt der Konsum das Risiko für Herz-Kreislauf- und andere Erkrankungen.

3 Zu Vollkorn greifen
Bei Getreideprodukten wie Brot, Nudeln und Reis ist die Vollkornvariante die beste Wahl.
Lebensmittel aus Vollkorn halten länger satt und liefern mehr Nährstoffe als Weißmehlprodukte. Ballaststoffe aus Vollkorn senken das Risiko für Diabetes mellitus Typ 2, Fettstoffwechselstörungen, Dickdarmkrebs und Herz-Kreislauf-Erkrankungen.

4 Das Angebot mit tierischen Lebensmitteln erweitern
Essen Sie Milch und Milchprodukte wie Joghurt und Käse jeden Tag, Fisch ein- bis zweimal pro Woche. Fleisch sollten Sie nicht mehr als 300 bis 600 g pro Woche essen.
Milch und Milchprodukte liefern gut verfügbares Protein, Vitamin B2 und Calcium. Seefisch liefert Ihnen Jod und fetter Fisch Omega-3-Fettsäuren. Fleisch enthält gut verfügbares Eisen, Selen und Zink. Fleisch und insbesondere Wurst enthalten aber auch ungünstige Inhaltsstoffe.

5 Gesundheitsfördernde Fette bevorzugen
Favorisieren Sie pflanzliche Öle wie Rapsöl und daraus hergestellte Streichfette. Vermeiden Sie versteckte Fette. Fett ist oft in verarbeiteten Lebensmitteln wie Wurst, Gebäck, Süßwaren, Fast Food und Fertigprodukten enthalten.
Pflanzliche Öle liefern, wie alle Fette, Kalorien. Sie versorgen aber auch mit lebensnotwendigen Fettsäuren und Vitamin E.

6 Zucker und Salz reduzieren
Mit Zucker gesüßte Lebensmittel und Getränke sind nicht zu empfehlen. Vermeiden Sie diese möglichst und setzen Sie Zucker sparsam ein. Sparen Sie an Salz und salzreichen Lebensmitteln.
Zuckergesüßte Lebensmittel und Getränke sind meist nährstoffarm und kalorienreich. Zudem erhöht Zucker das Kariesrisiko. Zu viel Salz im Essen kann den Blutdruck erhöhen, mehr als 6 g am Tag sollten es nicht sein. Wenn Sie Salz verwenden, dann sollte es mit Jod und Fluorid angereichert sein.

7 Genügend Wasser trinken
Trinken Sie rund 1,5 Liter Wasser oder andere kalorienfreie Getränke wie ungesüßten Tee jeden Tag. Zuckergesüßte und alkoholische Getränke sind nicht zu empfehlen.
Ihr Körper braucht Flüssigkeit, zuckergesüßte Getränke liefern aber nur unnötige Kalorien und kaum wichtige Nährstoffe. Der Konsum kann die Entstehung von Übergewicht und Diabetes mellitus Typ 2 fördern. Alkohol ist ebenfalls kalorienreich, fördert die Entstehung von Krebs und ist mit weiteren gesundheitlichen Risiken verbunden.

8 Schonende Zubereitung
Garen Sie Lebensmittel mit wenig Fett so lange wie nötig und so kurz wie möglich. Vermeiden Sie es, Speisen beim Braten, Grillen, Backen und Frittieren zu verbrennen.
Eine schonende Zubereitung erhält Geschmack und Nährstoffe. Verbrannte Stellen enthalten hingegen Schadstoffe.

9 Achtsam speisen
Legen Sie für Ihre Mahlzeiten eine Pause ein und lassen Sie sich Zeit.
Langsames, bewusstes Essen fördert Genuss und Sättigungsempfinden.

10 Bewegt sein und bleiben
Vollwertige Ernährung und körperliche Aktivität gehen Hand in Hand. Nicht nur regelmäßiger Sport ist hilfreich, auch ein aktiver Alltag kann zum Aktivitätspensum beitragen (indem Sie z. B. mit dem Fahrrad in die Arbeit fahren oder spazieren gehen).
Pro Tag 30 bis 60 Minuten moderate körperliche Aktivität durchzuführen, fördert Ihre Gesundheit und hilft dabei, das Gewicht zu regulieren.

(Deutsche Gesellschaft für Ernährung e. V., Bonn, 2017)

Sämtliche Rezepte aus dem Teil „Leicht bekömmliche Ernährung“ können auch in der gesunden Ernährung eingesetzt werden.

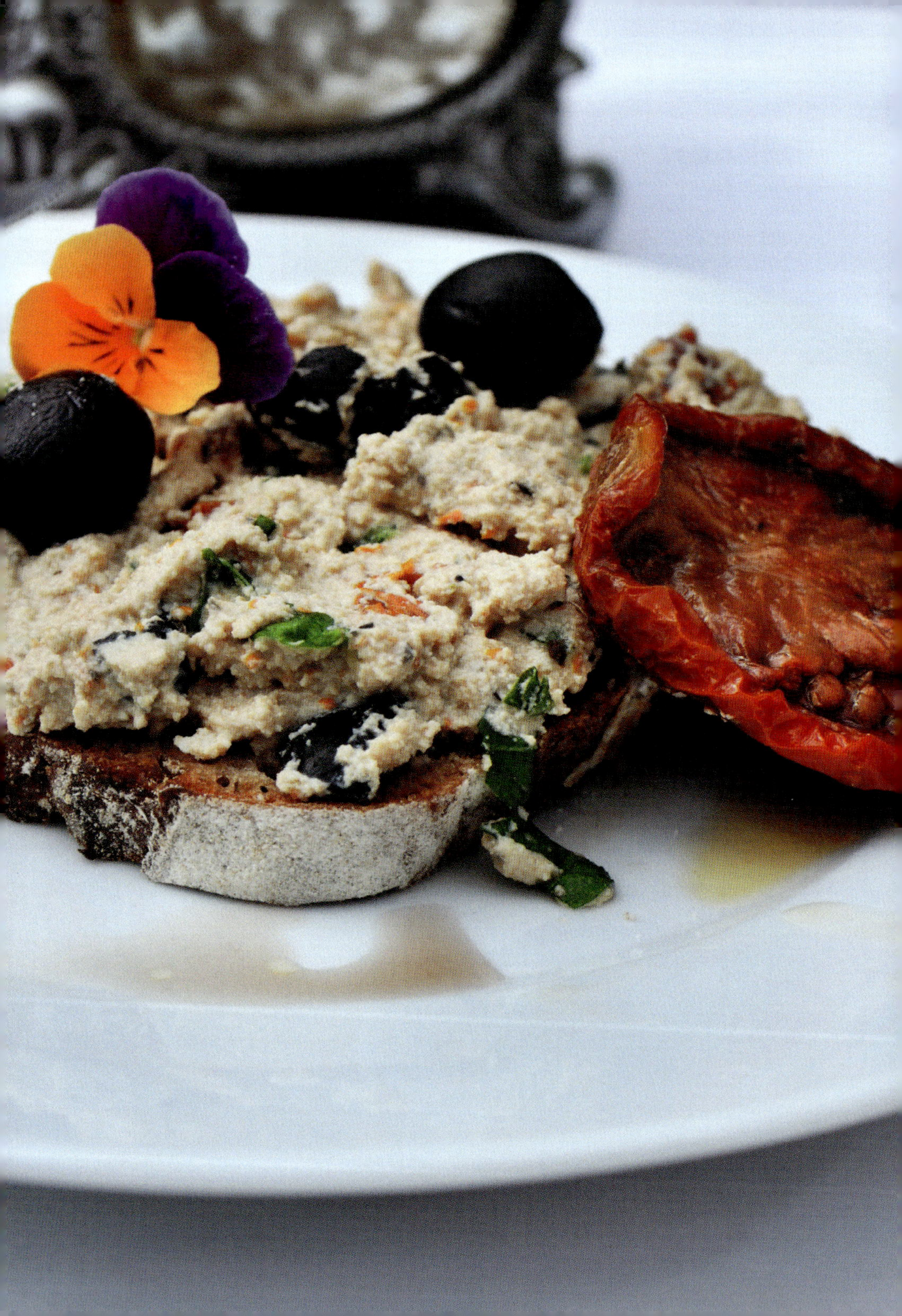

AUFSTRICHE

MEDITERRANER TOFUAUFSTRICH Ⓐ Ⓜ ☺ Ü

Zutaten für 2 Portionen:

- 50 g fester Tofu
- 2 Tomaten (eingelegt, getrocknet)
- 3 schwarze Oliven
- 1 kleine Knoblauchzehe
- 1 EL Olivenöl
- ½ TL Sojasauce
- ½ TL Balsamicoessig
- 1 EL frisches Basilikum
- Salz
- Pfeffer

Zubereitung:
Tomaten abtropfen lassen und grob würfeln. Alle Zutaten bis auf Basilikum, Salz und Pfeffer mit einem Mixstab zu einer glatten Masse pürieren. Mit Salz und Pfeffer abschmecken. Zum Schluss grob gehackte Basilikumblätter untermengen und kurz mitpürieren.

Energie	82 kcal
Eiweiß	4 g
Fett	6 g
KH	2 g

KÜRBISAUFSTRICH Ⓐ Ü Ⓥ

Zutaten für 6 Portionen:

- 300 g Kürbis
- 1 Pkg. (175 g) Frischkäse
- 1 kleine Essiggurke
- 1 Knoblauchzehe
- 1 kleine Zwiebel
- ½ Bund Petersilie (gehackt)
- 50 g Kürbiskerne
- 1 EL Rapsöl
- 1 EL Kürbiskernöl
- Salz

Zubereitung:
Zwiebel schälen, fein hacken und im Rapsöl andünsten. Geraspeltes Kürbisfleisch dazugeben, kurz mitdünsten und auskühlen lassen. Anschließend pürieren und mit Frischkäse, zerdrückter Knoblauchzehe, fein gehackter Essiggurke und Petersilie vermischen. Mit Kürbiskernöl und Salz abschmecken. Kürbiskerne fein hacken und unterheben.

Energie	185 kcal
Eiweiß	6 g
Fett	16 g
KH	4 g

FRÜHLINGSAUFSTRICH Ⓐ Ⓥ

Zutaten für 2 Portionen:

- 100 g Topfen (10 % F. i. T.)
- 1 EL Sauerrahm
- 1 EL Leinöl
- ½ Bund Radieschen
- 1 EL Schnittlauchröllchen
- Salz, Pfeffer

Zubereitung:
Topfen mit Sauerrahm und Leinöl glatt rühren. Radieschen in kleine Würfel schneiden bzw. grob raspeln. Topfenmasse mit Radieschen und Schnittlauch vermischen, salzen und mit Gewürzen abschmecken.

Energie	Eiweiß	Fett	KH
102 kcal	6 g	7 g	3 g

THUNFISCHAUFSTRICH Ⓑ Ⓜ Ⓞ ☺ Ⓥ

Zutaten für 4 Portionen:

- 200 g Topfen (10 % F. i. T.)
- 1 Dose Thunfisch natur
- 1 EL Tomatenmark
- 2 EL Joghurt (1 %)
- 2 EL Senf
- 1 EL Dill (fein gehackt)
- Salz, Pfeffer

Zubereitung:
Topfen mit Joghurt, Senf, Tomatenmark und abgetropftem, klein zerdrücktem Thunfischfleisch gut verrühren. Dill unterheben und mit Salz und Pfeffer abschmecken.

Energie	Eiweiß	Fett	KH
142 kcal	15 g	7 g	3 g

NUSSIGER KAROTTENAUFSTRICH Ⓐ Ⓜ Ⓞ ☺ Ⓤ̈

Zutaten für 4 Portionen:

- 150 g Karotten
- 1 Apfel (säuerlich)
- 1 EL Zitronensaft
- 200 g Topfen (10 % F. i. T.)
- 3 EL Joghurt (1 %)
- 1 EL Leinöl
- 2 EL Walnüsse (gehackt)
- Salz

Zubereitung:
Karotten und Apfel schälen, fein raspeln und mit Zitronensaft beträufeln. Topfen mit Joghurt und Öl verrühren. Karotten, Apfel und gehackte Walnüsse untermengen und den Aufstrich mit Salz abschmecken.

Energie	Eiweiß	Fett	KH
150 kcal	8 g	9 g	9 g

KLEINE SPEISEN

LINSENSALAT MIT ANANAS A ☺ V

Zutaten für 4 Portionen:

- 200 g Belugalinsen
- 4 Lorbeerblätter
- 3 Stangen Sellerie
- 100 g Cocktailtomaten
- 2 Frühlingszwiebeln
- 1 Dose (250 g) Ananas
- 1 TL Kreuzkümmel (gemahlen)
- 4 EL Zitronensaft
- 3 EL Rapsöl
- Salz, Pfeffer

Zubereitung:
Belugalinsen in einem Topf mit ungesalzenem Wasser und Lorbeerblättern zum Kochen bringen, dann die Hitze reduzieren und die Linsen ca. 35–45 Min. kernig weich kochen. In einem Sieb abtropfen und auskühlen lassen. Selleriestangen putzen und in feine Streifen schneiden. Tomaten vierteln. Ananas abtropfen lassen (dabei Saft aufbewahren) und in kleine Stücke schneiden. Kreuzkümmel mit Zitronensaft, etwas Ananassaft, Öl, Salz und Pfeffer verrühren. Vorbereitetes Gemüse damit vermischen und eventuell noch mit Gewürzen abschmecken. Frühlingszwiebeln putzen und in feine Ringe schneiden, vor dem Servieren auf den Salat streuen.

Energie
191 kcal
Eiweiß
5 g
Fett
8 g
KH
24 g

OBST-BRIE-SALAT A M O ☺ V

Zutaten für 2 Portionen:

- 1 kleiner Apfel
- 1 kleine Birne
- 1 Mandarine
- 50 g Weintrauben
- 1 EL Walnüsse (gehackt)
- 100 g Brie
- 3 EL Sauerrahm
- Saft von ½ Orange
- 1 TL Honig
- ½ TL Currypulver
- 1 Messerspitze Zimt

Zubereitung:
Sauerrahm mit Orangensaft und Honig gut verrühren. Mit Currypulver und Zimt abschmecken. Brie in mundgerechte Stücke teilen. Apfel und Birne waschen, vom Kerngehäuse befreien und in schmale Spalten schneiden. Mandarinen schälen und filetieren. Weintrauben halbieren, eventuell Kerne entfernen. Obst auf den Tellern anrichten, mit Walnüssen bestreuen. Brie darüber verteilen und mit dem Sauerrahmdressing übergießen.

Energie
366 kcal
Eiweiß
11 g
Fett
26 g
KH
23 g

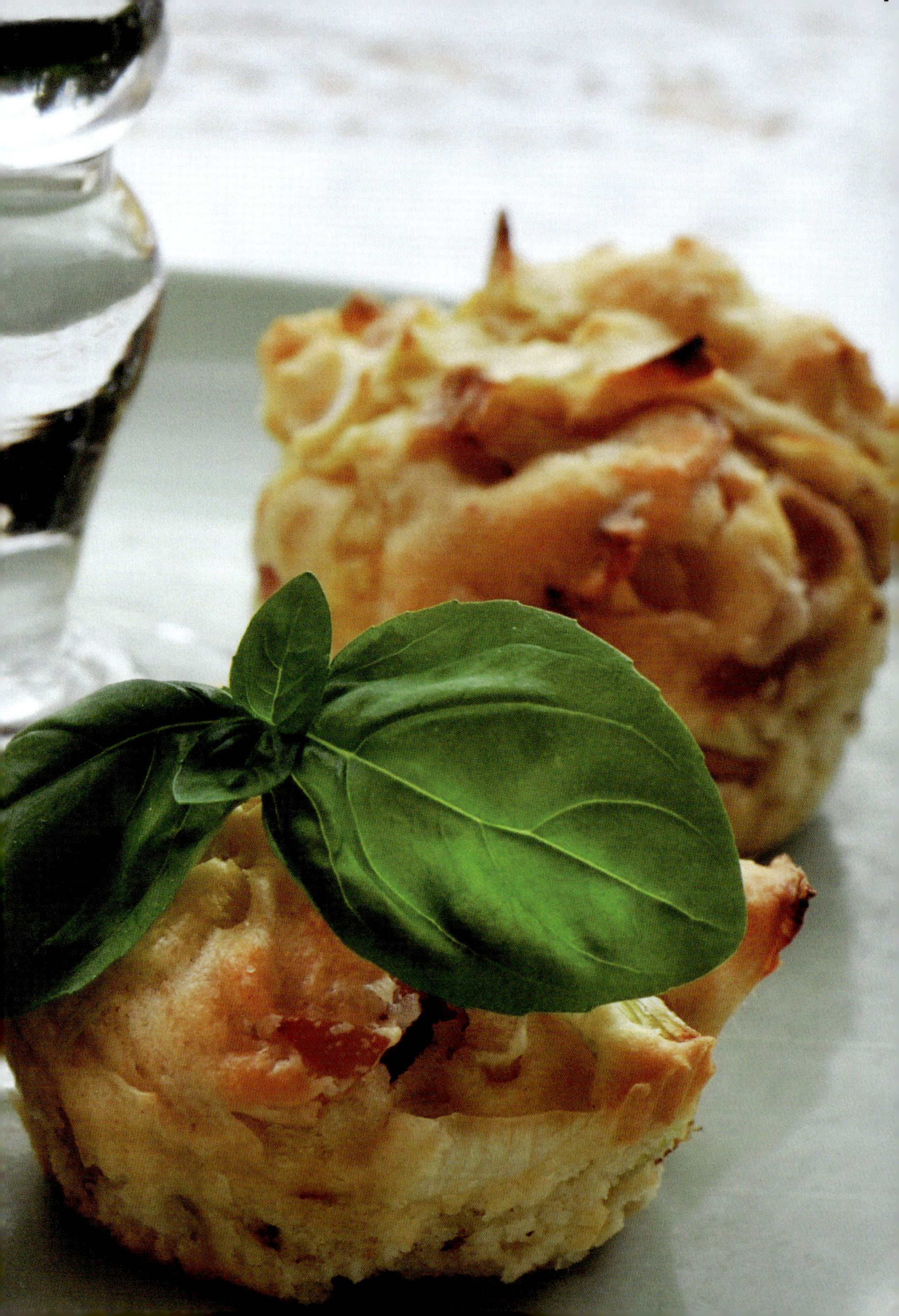

LAUCH-SCHINKEN-MUFFINS A O V

Zutaten für 6 Stück:

- 50 g Kochschinken
- 1 Stange Lauch
- 150 g Weizenmehl (glatt)
- 50 ml Buttermilch
- 1 Ei
- 50 g Frischkäse (mit Kräutern)
- 3 EL Rapsöl
- 1 TL Backpulver
- ¼ TL Natron
- Salz, Muskat (gemahlen)

Zubereitung:

Backofen auf 180°C vorheizen. Lauch waschen, putzen und in feine Ringe schneiden. In 1 EL Öl andünsten und mit Salz und einer Prise Muskat würzen. Schinken würfelig schneiden. Frischkäse mit Buttermilch verrühren, restliches Öl sowie verquirltes Ei untermengen und alles gut miteinander verrühren. Mehl mit Backpulver und Natron vermischen, unter die Frischkäsemasse geben und zum Schluss Lauch und Schinkenwürfel untermengen. 6 Muffinförmchen mit dem Teig zu zwei Drittel füllen und im vorgeheizten Backofen ca. 25 Min. backen. Aus dem Ofen nehmen und auskühlen lassen.

Energie	Eiweiß	Fett	KH
172 kcal	7 g	9 g	19 g

SPANISCHER BOHNENSALAT A O V

Zutaten für 4 Portionen:

- 1 Dose (425 g) weiße Bohnen (abgetropft)
- 1 Zwiebel
- 1 Knoblauchzehe
- 300 g Tomaten
- 30 grüne Oliven ohne Kern
- 200 g Feta
- 3 EL Olivenöl
- 2 EL Balsamicoessig
- Salz, Pfeffer

Zubereitung:

Zwiebel schälen und fein hacken. Knoblauch schälen und zerdrücken. Feta und Tomaten in kleine Würfel schneiden. Oliven halbieren. Aus Olivenöl, Balsamicoessig, Knoblauch, Salz und Pfeffer ein Dressing rühren, dann die restlichen Zutaten unterheben.

Energie	Eiweiß	Fett	KH
270 kcal	13 g	20 g	10 g

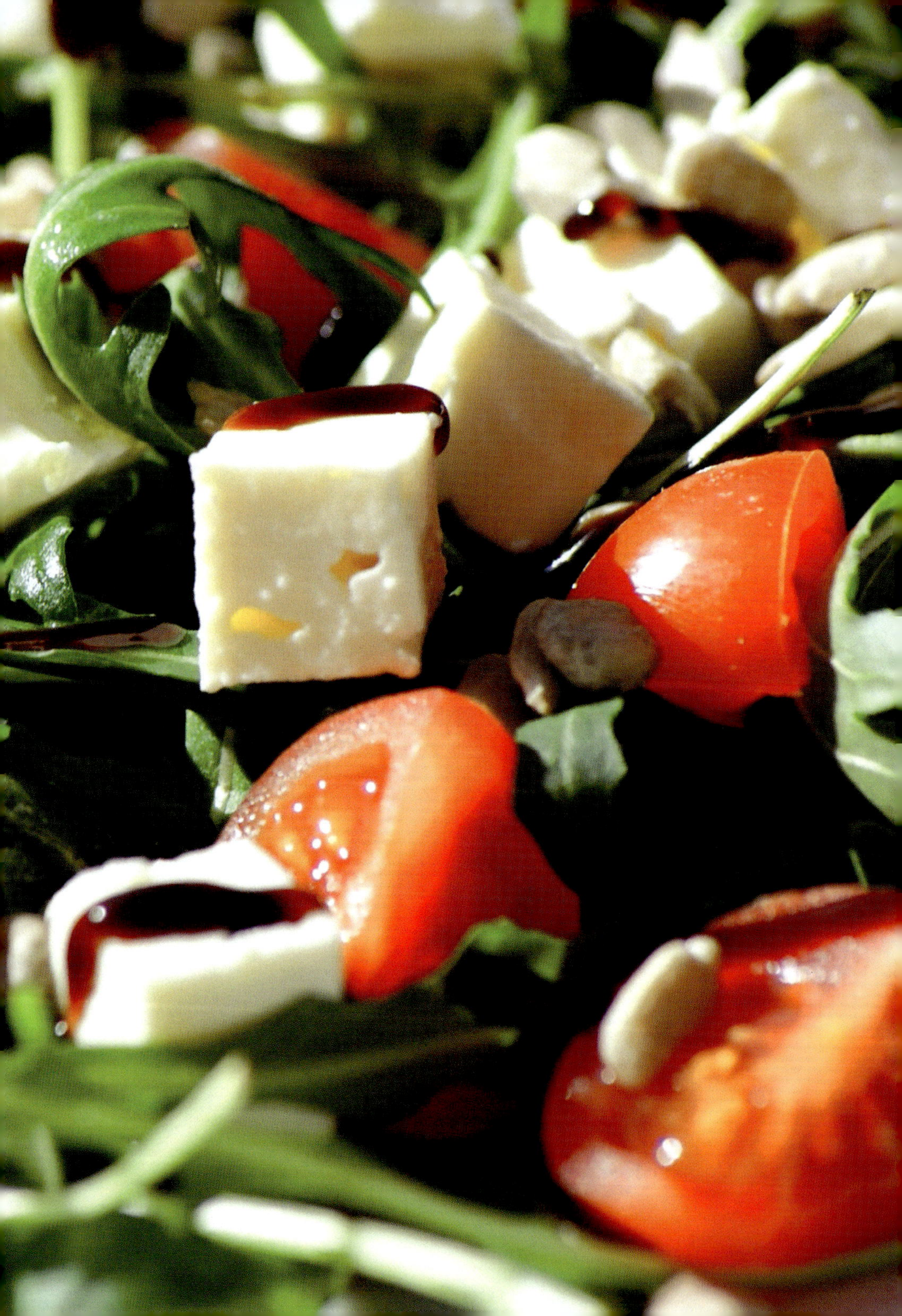

RUCOLA-TOMATEN-SALAT MIT FETA Ⓐ Ⓞ ☺ Ⓤ̈

Zutaten für 1 Portion:

- 50 g Rucola (Rauke)
- 50 g Cocktailtomaten
- 50 g Feta
- 1 EL Sonnenblumenkerne
- 1 EL Olivenöl
- 1 TL Balsamicoessig
- Salz, frische Kräuter der Saison

Zubereitung:
Rucola waschen und trockenschleudern. Tomaten vierteln. Feta in kleine Würfel schneiden. Sonnenblumenkerne in einer Pfanne ohne Fett kurz anrösten. Rucola auf einem Teller verteilen, Tomaten und Fetawürfel darübergeben. Mit Olivenöl und Essig beträufeln und mit Salz sowie frischen Kräutern abschmecken. Anschließend mit Sonnenblumenkernen bestreuen.

Energie
284 kcal
Eiweiß
13 g
Fett
25 g
KH
4 g

GEMÜSEDRINK Ⓐ Ⓜ Ⓞ Ⓤ̈ Ⓥ

Zutaten für 1 Portion:

- 150 g Joghurt (1 %)
- 1 TL Leinöl
- 100 g Gurke
- 50 g roter Paprika
- 1 EL Dill (gehackt)
- 1 TL Zitronensaft
- Salz

Zubereitung:
Gurke schälen, längs halbieren, die Kerne herauslösen und Gurke in kleine Stücke schneiden. Paprika klein würfeln. Alle Zutaten mit einem Stabmixer pürieren und mit Salz abschmecken.

Energie
148 kcal
Eiweiß
6 g
Fett
8 g
KH
12 g

BROKKOLISALAT MIT SESAM Ⓞ Ⓥ

Zutaten für 2 Portionen:

- 100 g Brokkoliröschen
- 1 Ei (hart gekocht)
- 1 Jungzwiebel
- 1 Karotte
- 1 EL Olivenöl
- Apfelessig
- 1 TL Senf
- 1 EL Sesam
- Salz

Zubereitung:
Ei schälen und feinwürfelig schneiden. Brokkoliröschen bissfest dämpfen oder in Salzwasser kochen und dann abkühlen lassen. Karotte schälen und fein raspeln. Jungzwiebel samt grünem Teil fein schneiden. Sesam in einer Pfanne ohne Fett goldbraun anrösten. Brokkoliröschen mit Jungzwiebel, Eiwürfeln, Karottenraspeln und einer Marinade aus Apfelessig, Olivenöl, Senf und Salz vermischen. Mit Sesam bestreuen.

Energie
164 kcal
Eiweiß
9 g
Fett
12 g
KH
4 g

SUPPEN

KOHLRABI-APFEL-CREMESUPPE A E M O V

Zutaten für 4 Portionen:

- 2 Kohlrabi (je ca. 300 g)
- 1 Apfel
- 1 cm Ingwerwurzel
- 800 ml Gemüsebrühe
- 1 EL Butter
- 100 ml Schlagsahne
- Muskat, Kümmel (gemahlen)

Zubereitung:

Kohlrabi, Ingwer und Apfel schälen und in Würfel schneiden. In einem Topf 50 ml Brühe mit 1 EL Butter erhitzen; Kohlrabi, Ingwer und Apfelwürfel dazugeben und ca. 10 Min. dünsten. Mit restlicher Brühe aufgießen und weitere 10 Min. köcheln lassen. Die Suppe mit einem Stabmixer pürieren. Sahne einrühren, die Suppe mit Kümmel und Muskat abschmecken, nochmals erhitzen, aufschlagen und servieren.

TIPP: Die Suppe kann, wenn Sie nicht unter einer Immunschwäche leiden, mit Räucherlachsstreifen verfeinert werden.

Energie	Eiweiß	Fett	KH
190 kcal	3 g	16 g	10 g

ZUCCHINICREMESUPPE A M

Zutaten für 2 Portionen:

- 1 mittelgroße Zucchini
- 1 EL Rapsöl
- 1 kleine Zwiebel
- 1 Knoblauchzehe
- 1 Scheibe Ingwer
- 1 EL Weizenmehl
- 250 ml Gemüsebrühe
- 50 ml Schlagsahne
- 1 TL Petersilie (gehackt)
- 1 TL Zitronensaft
- Salz, Pfeffer

Zubereitung:

Zucchini waschen und grob würfeln. Kochtopf mit der zerdrückten Knoblauchzehe ausreiben. Zwiebel und Ingwer fein hacken und im heißen Öl glasig dünsten, die Zucchiniwürfel dazugeben und mitdünsten. Mit Mehl bestäuben, kurz anrösten und mit Gemüsebrühe aufgießen. Suppe ca. 15 Min. bei geringer Hitze köcheln lassen und mit Schlagsahne aufgießen. Mit dem Stabmixer kurz pürieren und mit Salz, Pfeffer sowie Zitronensaft abschmecken. Vor dem Servieren mit der gehackten Petersilie bestreuen.

Energie	Eiweiß	Fett	KH
188 kcal	3 g	16 g	8 g

ITALIENISCHE KARTOFFELSUPPE A M O ☺ V

Zutaten für 4 Portionen:

- 500 g mehlige Kartoffeln
- 1 Zwiebel
- 1 Karotte
- 1 Stange Sellerie
- 2 Knoblauchzehen
- 1 rote Pfefferoni
- 1 große Tomate
- 4 EL Olivenöl
- 800 ml Rindsuppe
- 4 EL Parmesan (gerieben)
- 1 Zweig Thymian
- ½ Bund Basilikum
- Salz, Pfeffer (frisch gemahlen)

Zubereitung:
Kartoffeln und Karotte schälen und würfelig schneiden. Pfefferoni hacken. Knoblauch und Zwiebel schälen und fein hacken, Sellerie in Würfel schneiden. In einem Topf Olivenöl erhitzen, Zwiebel und Knoblauch darin anschwitzen, dann Kartoffel-, Sellerie- und Karottenwürfel sowie Pfefferoni und Thymian beifügen. Mit der Suppe aufgießen, mit Salz und Pfeffer abschmecken und zugedeckt ca. 30 Min. kochen lassen. Die fertige Suppe mit einem Stabmixer pürieren, dann geriebenen Parmesan unterheben. Tomate mit heißem Wasser überbrühen, häuten, das Kerngehäuse entfernen und Fruchtfleisch in kleine Würfel schneiden. Basilikum fein hacken und mit Tomatenwürfeln vermischen. Diese Mischung vor dem Servieren jeweils in die Suppe geben.

Energie	Eiweiß	Fett	KH
264 kcal	12 g	16 g	18 g

KÄSESUPPE A M O ☺

Zutaten für 4 Portionen:

- 1 Karotte
- 1 Scheibe Knollensellerie
- 2 kleine Zwiebeln
- 160 g Emmentaler
- 1 EL Weizenmehl (glatt)
- 600 ml Gemüsebrühe
- 1 EL Butter
- 2 EL Petersilie (gehackt)
- Salz, Pfeffer (frisch gemahlen)
- 1 TL Paprikapulver (edelsüß)

Zubereitung:
Emmentaler grob reiben. Zwiebeln schälen und sehr fein hacken, Karotte und Sellerie schälen und kleinwürfelig schneiden. Butter in einem Topf erhitzen und Gemüse darin anschwitzen, mit Mehl bestäuben, kurz rösten und mit Brühe aufgießen. Umrühren, gut verkochen lassen und mit Salz, Pfeffer und Paprikapulver abschmecken. Zwei Drittel des geriebenen Emmentalers unterheben und bei sehr geringer Hitze in der Suppe schmelzen lassen. Beim Servieren mit dem restlichen Käse und gehackter Petersilie bestreuen.

Energie	Eiweiß	Fett	KH
242 kcal	13 g	19 g	5 g

TOMATENSUPPE MIT AMARANTH A M O ☺ Ü V

Zutaten für 4 Portionen:

- 400 g reife Tomaten
- 1 Schalotte
- 2 Knoblauchzehen
- 2 EL Olivenöl
- 120 g Amaranth
- 600 ml Gemüsebrühe
- 2 EL Tomatenmark
- 100 g Feta
- 2 EL Crème fraîche
- 1 TL Zucker oder Honig
- 1 TL Kräuter der Provence (getrocknet)
- 1 EL Petersilie (gehackt)
- Salz, Pfeffer (frisch gemahlen)

Zubereitung:

Tomaten mit heißem Wasser überbrühen, schälen und kleinwürfelig schneiden. Schalotte und Knoblauch schälen und fein hacken. Olivenöl in einem Suppentopf erhitzen. Schalotte, Knoblauch und Kräuter darin bei mittlerer Hitze unter ständigem Rühren andünsten, bis die Schalotten weicher werden. Amaranth untermengen und gut verrühren. Tomatenwürfel dazugeben, mit Gemüsebrühe aufgießen und alles aufkochen lassen. Mit Tomatenmark, Salz, Pfeffer und Zucker würzen. Bei geschlossenem Deckel und geringer Hitze ca. 30 Min. köcheln lassen. Feta fein krümeln und zusammen mit Crème fraîche unter die Suppe rühren. Gehackte Petersilie untermengen und eventuell nachwürzen.

TIPP: Statt Amaranth kann auch Reis oder Couscous verwendet werden. Die Suppe kann auch mit einem Schuss Orangensaft verfeinert werden.

Energie	Eiweiß	Fett	KH
250 kcal	8 g	18 g	17 g

KARFIOL-CURRY-SUPPE A M V

Zutaten für 2 Portionen:

- 200 ml Kokosmilch
- 1 Karotte
- 300 g Karfiol/Blumenkohl
- 1 Knoblauchzehe
- 1 EL Rapsöl
- 2 TL Currypulver
- 1 Messerspitze Kardamom
- Salz, Pfeffer

Zubereitung:

Knoblauchzehe schälen und fein würfeln. Karotte schälen und ebenfalls in kleine Würfel schneiden. Karfiol putzen und in kleine Röschen zerteilen. Knoblauchwürfel in heißem Öl andünsten, Curry und Kardamom untermengen und kurz mitdünsten. Mit 300 ml Wasser und Kokosmilch aufgießen, Karfiolröschen dazugeben. Ca. 10 Min. köcheln lassen, dann Karottenwürfel untermengen und mit Salz und Pfeffer abschmecken. Nochmals ca. 5 Min. kochen.

Energie	Eiweiß	Fett	KH
102 kcal	3 g	6 g	9 g

WALDVIERTLER SUPPENTOPF A M V

Zutaten für 4 Portionen:

- 150 g Suppengrün
- 1 Zwiebel
- 1 EL Rapsöl
- 800 ml Gemüsebrühe
- Petersilie, Muskatnuss
- 200 g Hühnerbrust
- 60 g Suppennudeln (roh)
- 50 g Champignons
- Knoblauch, Pfefferkörner
- Salz, Lorbeerblatt

Zubereitung:

Suppengrün putzen, schälen und würfelig schneiden. Zwiebel schälen und klein hacken. Zwiebel und Gemüse in Öl leicht anrösten, dann mit Gemüsebrühe aufgießen. Pfefferkörner, Lorbeerblatt und Knoblauch beigeben und die Suppe aufkochen lassen.

Hühnerfleisch waschen, in die Suppe einlegen und ca. 20 Min. darin kochen. In der Zwischenzeit die Suppennudeln in reichlich Salzwasser bissfest kochen, abseihen und abschrecken. Geputzte Champignons blättrig schneiden und in ein wenig Wasser dünsten.

Hühnerfleisch aus der Suppe nehmen, in Streifen schneiden und gemeinsam mit den gekochten Nudeln und gedünsteten Champignons in die Suppe geben. Mit Muskat abschmecken und mit gehackter Petersilie bestreuen.

Energie	Eiweiß	Fett	KH
176 kcal	15 g	7 g	13 g

HAUPTSPEISEN

LACHSFILET MIT BROKKOLI O ☺ V

Zutaten für 2 Portionen:

- 2 Lachsfilets (je ca. 150 g)
- 400 g Brokkoli
- 1 EL Olivenöl
- 1 EL Butter
- Saft von ½ Zitrone
- 1 EL Petersilie (gehackt)
- Salz, Pfeffer

Zubereitung:
Lachsfilet waschen und trockentupfen. Olivenöl mit Zitronensaft, Salz und Pfeffer verrühren und den Fisch darin ca. 20 Min. marinieren. In der Zwischenzeit Brokkoli putzen und in Röschen teilen. Lachsfilets in der heißen Butter von beiden Seiten ca. 5–8 Min. braten, mit der verbliebenen Marinade aufgießen und kurz weiterdünsten. Währenddessen Brokkoliröschen in Salzwasser bissfest garen. Den fertigen Fisch mit Brokkoli anrichten und mit gehackter Petersilie bestreuen.

TIPP: Als Beilage dazu eignen sich Salzkartoffeln oder Bandnudeln sehr gut.

Energie	Eiweiß	Fett	KH
370 kcal	34 g	23 g	6 g

REIS MIT KÜRBISCURRY A M O Ü V

Zutaten für 2 Portionen:

- 500 g Kürbis
- 250 g Lauch
- 125 g Langkornreis
- 250 ml Gemüsebrühe
- 2 EL Rapsöl
- 200 ml Joghurt (1 %)
- 40 g Kokosraspel
- 2 gestrichene EL Currypulver
- 1 EL Schnittlauchröllchen
- Salz

Zubereitung:
Kürbis schälen und klein würfeln. Lauch putzen und in fingerdicke Ringe schneiden. Reis mit ca. 4/5 der Gemüsebrühe aufkochen, dann zugedeckt bei schwacher Hitze bissfest garen. Kürbis und Lauch bei mittlerer Hitze im Öl ca. 3 Min. braten, dabei öfter wenden. Currypulver und Salz dazugeben und gut umrühren. Restliche Gemüsebrühe dazugießen, aufkochen und zugedeckt bei schwacher Hitze weitere 3 Min. garen. Reis mit Gemüsecurry vermischen, mit Kokosraspeln bestreuen. Joghurt mit Schnittlauchröllchen und Salz vermischen und zum Reis-Kürbis-Curry servieren.

Energie	Eiweiß	Fett	KH
564 kcal	13 g	27 g	65 g

KARTOFFELPUFFER MIT APFELMUS (A) (M) (V)

Zutaten für 2 Portionen:

- 400 g Kartoffeln
- 1 Ei
- 40 g Topfen (10 % F. i. T.)
- ½ Zwiebel
- 2 EL Kartoffelstärke
- 4 EL Rapsöl
- Salz, Muskat
- 300 g Apfelmus (aus dem Glas)

Zubereitung:

Zwiebel schälen und sehr fein hacken. Kartoffeln schälen, reiben und mit Ei, Topfen, Zwiebeln und Kartoffelstärke vermischen. Mit Salz und Muskat abschmecken. Im heißen Öl kleine Laibchen ausbacken. Dazu Apfelmus servieren.

Energie	Eiweiß	Fett	KH
488 kcal	10 g	24 g	57 g

ZANDER AUF PAPRIKAKRAUT (O) (V)

Zutaten für 4 Portionen:

- 1 Kopf junges Weißkraut
- 2 rote Paprikaschoten
- 1 Zwiebel
- 1 Knoblauchzehe
- 100 ml Gemüsebrühe
- 4 EL Olivenöl
- 1 TL Zucker
- 600 g Zanderfilet (mit Haut, ohne Gräten)
- 1 TL Paprikapulver (edelsüß)
- 1 Prise Kümmel
- ½ TL Majoran (getrocknet)
- 1 EL Weizenmehl (glatt)
- 2 EL Crème fraîche
- 2 Lorbeerblätter
- Salz, weißer Pfeffer

Zubereitung:

Vom Kraut den Strunk und äußere Blätter entfernen. Kraut in ca. 1 cm breite Streifen schneiden. Paprikaschoten längs halbieren, entkernen und waschen. Paprikahälften mit dem Sparschäler schälen und in Streifen schneiden. Zwiebel schälen und fein würfeln.

2 EL Olivenöl in einer Pfanne erhitzen und Zucker darin leicht karamellisieren, dann Zwiebelwürfel dazugeben und anrösten. Kraut, Paprikastreifen, Majoran, Lorbeerblätter und Kümmel einrühren. Paprikapulver darüberstreuen, verrühren und mit Brühe ablöschen. Mit Salz und Pfeffer würzen. Etwa 10–20 Min. dünsten. Zum Schluss noch Crème fraîche einrühren.

Zanderfilet waschen, trockentupfen und in 8 Stücke schneiden. Die Hautseite der Zanderfilets einritzen und mit etwas Mehl bestreuen. Die Filets von beiden Seiten salzen und pfeffern. 2 EL Öl in einer Pfanne erhitzen und die Fischstücke darin bei mittlerer Hitze auf der Hautseite 3–4 Min. knusprig anbraten. Die Filets wenden und die Pfanne vom Herd nehmen. In der Resthitze durchziehen und dann kurz auf Küchenpapier abtropfen lassen. Mit Kraut anrichten. Dazu passen Kartoffeln als Beilage.

Energie	Eiweiß	Fett	KH
315 kcal	32 g	16 g	11 g

KRAUTFLEISCH (V)

Zutaten für 2 Portionen:

- 400 g Weißkraut
- 80 g mageres Schweinefleisch
- 1 Zwiebel
- 2 EL Rapsöl
- 1 EL Sauerrahm
- 1 EL Mehl (glatt)
- 1 EL Paprikapulver (edelsüß)
- 1 TL Essig
- Kümmel, Majoran
- Salz, Pfeffer

Zubereitung:
Kraut putzen und in feine Streifen schneiden. Fleisch waschen, trockentupfen und würfeln. Zwiebel schälen, fein hacken und dann in Öl anschwitzen. Fleischwürfel dazugeben und von allen Seiten kräftig anbraten. Mit Paprikapulver würzen, sofort mit etwas Wasser aufgießen und Essig einrühren. Mit Salz, Kümmel, Majoran und Pfeffer würzen. Kraut dazugeben und weich dünsten. Sauerrahm mit Mehl verrühren und zum Schluss einrühren.

Energie	Eiweiß	Fett	KH
218 kcal	12 g	14 g	12 g

PUTENRÖLLCHEN IN KOKOSSAUCE (A) (B) (M) ☺

Zutaten für 4 Portionen:

- 1 Stück (ca. 400 g) Putenfilet
- 250 g Wildreismischung
- ½ rote Pfefferoni
- 250 ml Kokosmilch
- 2 EL Crème fraîche
- 1 Knoblauchzehe
- 10 g Ingwerknolle
- 2 EL Rapsöl
- 1 EL Limettensaft (oder Zitronensaft)
- 1 TL abgeriebene Schale von 1 Bio-Limette (oder Bio-Zitrone)
- ca. 1 EL Sambal Oelek
- Salz, Pfeffer
- Holzspieße

Zubereitung:
Wildreismischung nach Packungsanweisung im Salzwasser bissfest garen. In der Zwischenzeit Ingwer und Knoblauch schälen und fein hacken. Pfefferoni längs halbieren, gut entkernen, waschen und quer in feine Streifen schneiden. Putenfilet waschen, trockentupfen und in 8 dünne Schnitzel schneiden. Putenschnitzel salzen, pfeffern, mit Sambal Oelek bestreichen, dann aufrollen und mit Holzspießchen feststecken. Fleischröllchen im heißen Öl von allen Seiten anbraten, Knoblauch, Ingwer sowie Limettenschale hinzufügen und kurz mitbraten. Mit Kokosmilch aufgießen und Crème fraîche unterrühren. Ca. 10 Min. köcheln lassen, dabei die Röllchen mehrmals wenden. Anschließend die Sauce mit Limettensaft, Salz und Pfeffer abschmecken.

Energie	Eiweiß	Fett	KH
414 kcal	29 g	9 g	53 g

KRAUTROULADEN (V)

Zutaten für 2 Portionen:

- 4 große Weißkrautblätter
- 200 g Faschiertes (Hackfleisch)
- 1 Zwiebel
- 35 g Topfen (10 % F. i. T.)
- ½ Grahamweckerl/-brötchen
- 1 EL Semmelbrösel
- 1 EL Rapsöl
- 100 ml Rindsuppe
- Majoran, Thymian (getrocknet)
- Salz, Pfeffer

Zubereitung:

Krautblätter im heißen Wasser blanchieren und die Rippen flachklopfen. Grahambrötchen in Wasser einweichen, dann ausdrücken und durch ein Sieb passieren. Zwiebel schälen, hacken und zusammen mit Fleisch, Gewürzen, Topfen und Semmelbrösel gut verkneten und salzen. Daraus mit nassen Händen kleine Fleischröllchen formen und mit den Weißkrautblättern umwickeln. Die Roulade vorsichtig im Öl anbraten, mit Rindsuppe aufgießen und zugedeckt fertig garen. Zum Schluss den Saft abseihen und abschmecken.

Energie	368 kcal
Eiweiß	26 g
Fett	23 g
KH	14 g

CURRYHUHN MIT ANANAS, KAROTTEN UND MANDELN (M) (O) (☺) (V)

Zutaten für 2 Portionen:

- 250 g Hühnerfilet
- 1 Jungzwiebel
- 1 kleine Zwiebel
- 200 g Karotten
- 1 rote Paprikaschote
- 25 g Mandelstifte
- 1 Knoblauchzehe
- 60 ml Rindsuppe
- 2 Ananasscheiben (aus der Dose)
- ½ TL Ingwer (klein gehackt)
- 1 EL Stärkemehl
- Rapsöl
- 1 TL Curry
- Salz

Zubereitung:

Hühnerfleisch waschen, trockentupfen und in ½ cm dicke, kleine Stücke schneiden. Zwiebel und Knoblauch schälen, fein hacken. Karotten schälen und in feine Streifen schneiden. Paprika putzen und würfelig schneiden. Mandelstifte in sehr wenig Öl hell anrösten und beiseitestellen. Ananas in kleine Stücke, Jungzwiebel in feine Ringe schneiden. 2 EL Öl in einer großen Pfanne erhitzen, Fleisch darin anbraten, leicht salzen und dann herausnehmen. Zwiebel, Knoblauch und Ingwer in 1 EL Öl kurz anbraten, Curry zugeben und mitrösten. Karotten und Paprika untermengen, salzen und 1 Min. braten. Dann Fleisch und Ananasstücke zugeben, alles mit Rindsuppe aufgießen und zugedeckt ca. 3 Min. köcheln lassen. 1 EL Stärkemehl mit etwas kaltem Wasser verrühren, unter das Fleisch geben und aufkochen. Zum Schluss mit Mandeln und Jungzwiebeln vermischen.

Energie	382 kcal
Eiweiß	35 g
Fett	16 g
KH	23 g

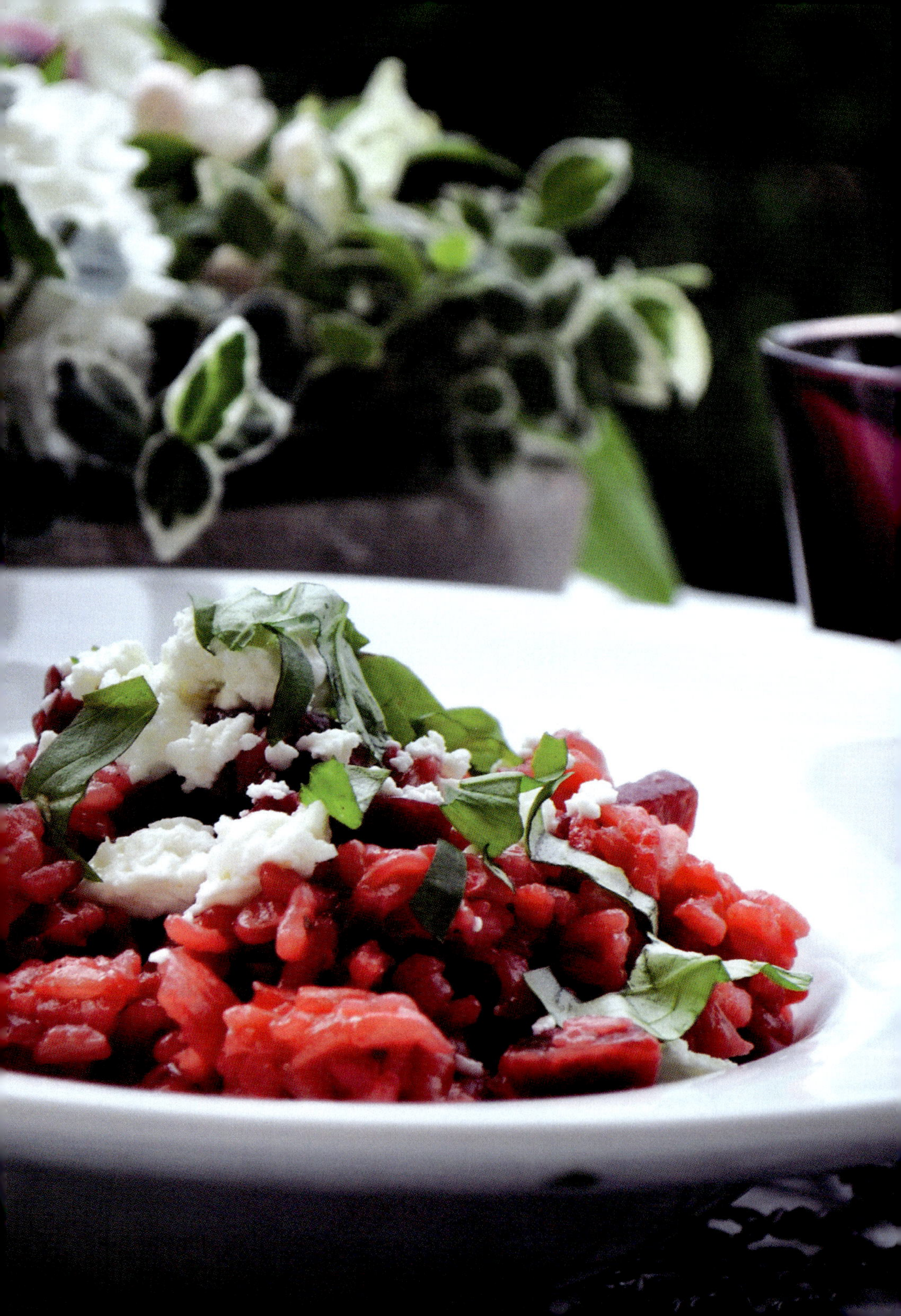

ROTE-RÜBEN-RISOTTO MIT FETA Ⓐ Ⓜ ☺ Ⓤ Ⓥ

Zutaten für 2 Portionen:

- 250 g Rote Rüben (gekocht)
- 500 ml Gemüsebrühe
- 1 kleine Zwiebel
- 1 Knoblauchzehe
- 1 EL Butter
- 160 g Risotto- bzw. Rundkornreis
- 60 ml trockener Weißwein
- 1 Lorbeerblatt
- 2 Pimentkörner (Neugewürz)
- 2 EL Basilikumblätter
- 100 g Feta
- Salz, Pfeffer

Zubereitung:

Rote Rüben kleinwürfelig schneiden. Zwiebel und Knoblauch schälen, fein würfeln und in heißer Butter farblos anschwitzen. Reis unterheben und gut durchrühren, bis er ganz von der Butter überzogen ist. Mit Weißwein ablöschen. Lorbeerblatt und Piment dazugeben. Mit 1 Glas Gemüsebrühe aufgießen und aufkochen lassen. Sobald der Reis die Flüssigkeit aufgesogen hat, immer wieder etwas Brühe nachgießen. Nach ca. 10 Min. Garzeit Rote Rüben zum Reis geben. Nach ca. 20 Min. ist das Risotto gar. Währenddessen Basilikum waschen und in Streifen schneiden. Feta zerkrümeln. Risotto mit Salz und Pfeffer abschmecken und die Basilikumstreifen unterheben. Beim Anrichten mit Feta bestreuen.

Energie	Eiweiß	Fett	KH
587 kcal	17 g	12 g	72 g

KARTOFFEL-EI-GEMÜSE Ⓞ Ⓥ

Zutaten für 2 Portionen:

- 300 g Kartoffeln
- 1 kleine Zwiebel
- 1 Knoblauchzehe
- 100 g Champignons
- 150 g Erbsen (tiefgekühlt)
- 1 Karotte
- 2 Eier
- 2 EL Olivenöl
- 125 ml Gemüsebrühe
- 1 EL Zitronensaft
- 2 EL Crème fraîche
- Salz, weißer Pfeffer
- 1 Prise Koriander (gemahlen)
- 1 EL Petersilie (gehackt)

Zubereitung:

Kartoffeln schälen und in Würfel schneiden. Zwiebel und Knoblauch schälen und fein hacken, dann im heißen Öl glasig dünsten. Kartoffelwürfel dazugeben, mit Brühe aufgießen, aufkochen und bei schwacher Hitze ca. 15 Min. garen. Champignons putzen und feinblättrig schneiden. Unter die Kartoffeln geben, Zitronensaft, gefrorene Erbsen und Crème fraîche untermengen. Mit Salz, Pfeffer und Koriander würzen und zugedeckt bei geringer Hitze weitere 5 Min. garen. Eier ca. 5 Min. lang kochen, kalt abschrecken und dann schälen und vierteln. Karotten schälen und raspeln. Petersilie fein hacken. Kartoffelgemüse auf den Tellern anrichten und mit Karottenraspeln und Petersilie bestreuen. Eier danebensetzen und eventuell mit Salz und Pfeffer abschmecken.

Energie	Eiweiß	Fett	KH
433 kcal	17 g	26 g	31 g

KARTOFFEL-ZUCCHINI-OMELETT A E O V

Zutaten für 2 Portionen:

- 200 g Kartoffeln (festkochend)
- 2 kleine Zucchini
- 1 EL Petersilie (gehackt)
- 4 Eier
- Salz
- 4 EL Rapsöl

Zubereitung:
Kartoffeln schälen, Zucchini putzen und beide Zutaten mit einem Gurkenhobel in dünne Scheiben hobeln. Danach mit Küchenpapier trockentupfen. Petersilie fein hacken und mit verquirlten Eiern vermengen. Öl in einer Pfanne erhitzen, Zucchini- und Kartoffelscheiben darin bei geringer Hitze und unter häufigem Wenden ca. 10 Min. weich braten. Mit Salz würzen und mit Eiermasse aufgießen. So lange weiterbraten, bis die Eiermasse an der Unterseite gestockt ist. Omelett wenden und weitere 5 Min. braten. In Stücke geteilt servieren.

Energie	Eiweiß	Fett	KH
447 kcal	19 g	34 g	16 g

BEILAGEN

GEMÜSEREIS A ☺ Ü V

Zutaten für 4 Portionen:

- 2 Karotten
- 1 kleine Zwiebel
- ½ gelbe Paprikaschote
- 50 g Erbsen
- 2 Tomaten
- 250 g Naturreis
- 2 EL Olivenöl
- 1 Bund Petersilie
- Salz, Pfeffer

Zubereitung:
Zwiebel schälen und fein hacken. Karotten schälen und in Stifte schneiden. Paprika in schmale Streifen schneiden. Tomaten kurz mit heißem Wasser überbrühen und die Haut abziehen. Zwiebeln, Karotten und Paprika in heißem Olivenöl andünsten, mit etwas Wasser aufgießen und ca. 10 Min. dünsten. Kurz vor Ende der Garzeit gewürfelte Tomaten und Erbsen dazugeben. Nach dem Garen Wasser abgießen. Reis nach Rezept zubereiten, mit dem gegarten Gemüse vermischen und mit Salz und Pfeffer abschmecken. Mit frisch gehackter Petersilie großzügig bestreuen.

Energie	Eiweiß	Fett	KH
284 kcal	6 g	6 g	51 g

RATATOUILLE A M ☺ V

Zutaten für 2 Portionen:

- 1 kleine Zwiebel
- 1 Knoblauchzehe
- 1 kleine Aubergine
- 1 gelbe Paprikaschote
- 1 kleine Zucchini
- 2 EL Olivenöl
- 1 kleine Dose (400 g) Tomatenstücke
- ½ TL Kräuter der Provence (getrocknet)
- ½ TL Rosmarin (getrocknet)
- 1 TL Zitronensaft
- Salz, Pfeffer (frisch gemahlen)

Zubereitung:
Zwiebel und Knoblauchzehe schälen. Zwiebel fein würfeln, Knoblauch hacken. Paprika, Zucchini und Aubergine putzen und abspülen. Paprika in mundgerechte Würfel, Zucchini in mitteldicke Scheiben, Aubergine in Würfel schneiden. Auberginen mit Zitronensaft und wenig Salz mischen und ziehen lassen. Zwiebel und Knoblauch in Öl anbraten, dann das restliche Gemüse zugeben und mit Tomaten und etwas Wasser (das Gemüse sollte damit knapp bedeckt sein) füllen. Kräuter hinzufügen und alles etwa 10 Min. bei mittlerer Hitze und geschlossenem Deckel garen. Mit Salz und Pfeffer würzen und weitere 10–15 Min. garen, bis die Masse sämig, aber nicht matschig ist.

Energie	Eiweiß	Fett	KH
154 kcal	4 g	11 g	9 g

KOHLRABIGEMÜSE A E M O

Zutaten für 1 Portion:

- ½ Kohlrabi
- 120 ml Gemüsebrühe
- 1 TL Butter
- 1 EL Schlagsahne
- etwas Zitronensaft
- 1 TL Petersilie (fein gehackt)
- Salz, Muskat
- 1 Prise glattes Mehl

Zubereitung:

Kohlrabi schälen, vierteln und in Stifte schneiden. Mit Gemüsebrühe aufgießen und bissfest kochen. Mit Mehl bestäuben, gut umrühren, Butter und Schlagsahne unterheben, kurz mitkochen und mit Salz, Muskat und Zitrone abschmecken. Mit gehackter Petersilie bestreuen.

Energie	Eiweiß	Fett	KH
182 kcal	3 g	17 g	5 g

RADIESCHENSALAT A O V

Zutaten für 2 Portionen:

- 100 ml Joghurt (1 %)
- 1 EL Zitronensaft
- 1 TL flüssiger Honig
- 1 Bund Radieschen
- 1 kleiner Apfel
- 1 kleine Birne
- 1 EL Kresse
- Salz, Pfeffer

Zubereitung:

Joghurt mit Zitronensaft, Honig und Gewürzen mit einem Schneebesen leicht verschlagen. Radieschen waschen, putzen und in Scheiben schneiden. Apfel und Birne waschen, das Kerngehäuse entfernen und Obst in Spalten schneiden. Diese Spalten und die Radieschenscheiben mit dem Dressing vermengen und vor dem Servieren mit der Kresse bestreuen.

Energie	Eiweiß	Fett	KH
105 kcal	3 g	1 g	20 g

KÜRBISGEMÜSE (A) (M)

Zutaten für 4 Portionen:

- 800 g Kürbis
- 1 Apfel (säuerlich)
- 2 Zwiebeln
- 1 Knoblauchzehe
- 5 g Ingwerknolle
- 2 EL Butter
- 1 Zitrone
- ½ Bund Petersilie
- 1 TL Zucker
- Salz, Cayennepfeffer

Zubereitung:
Kürbis und Apfel schälen und in 1 cm große Würfel schneiden. Zwiebeln, Knoblauch und Ingwer kleinwürfelig schneiden. Petersilie sehr fein hacken. Butter in einer tiefen Pfanne erhitzen und darin Zwiebel, Knoblauch und Ingwer kurz anschwitzen. Kürbis- und Apfelstücke untermengen und ebenfalls anschwitzen. Zitrone auspressen, Saft unter das Gemüse geben, mit Zucker bestreuen und bei geschlossenem Deckel ca. 10–15 Min. weiter dünsten. Anschließend mit Salz und Cayennepfeffer abschmecken und mit gehackter Petersilie bestreuen.

Energie
145 kcal
Eiweiß
2 g
Fett
9 g
KH
13 g

POLENTASCHNITTEN MIT TOFU (A) (D) (E) (☺) (Ü)

Zutaten für 4 Portionen:

- 500 ml Gemüsebrühe
- 125 g Polenta
- 100 g Tofu
- 1 EL Sojasauce
- 2 EL Kresse
- Salz
- Muskatnuss (gerieben)
- 2 EL Rapsöl

Zubereitung:
Tofu in kleine Würfel schneiden und mit Sojasauce marinieren. Gemüsebrühe aufkochen, Polenta einstreuen und 15 Min. auf kleiner Flamme unter ständigem Rühren kochen. Vom Herd nehmen, Tofu und Kresse unterheben und mit Salz und Gewürzen abschmecken. In eine Auflaufform oder auf ein Blech streichen und auskühlen lassen. Nach dem Auskühlen in Rechtecke schneiden und vor dem Anrichten in heißem Fett anbraten.

Energie
218 kcal
Eiweiß
8 g
Fett
10 g
KH
25 g

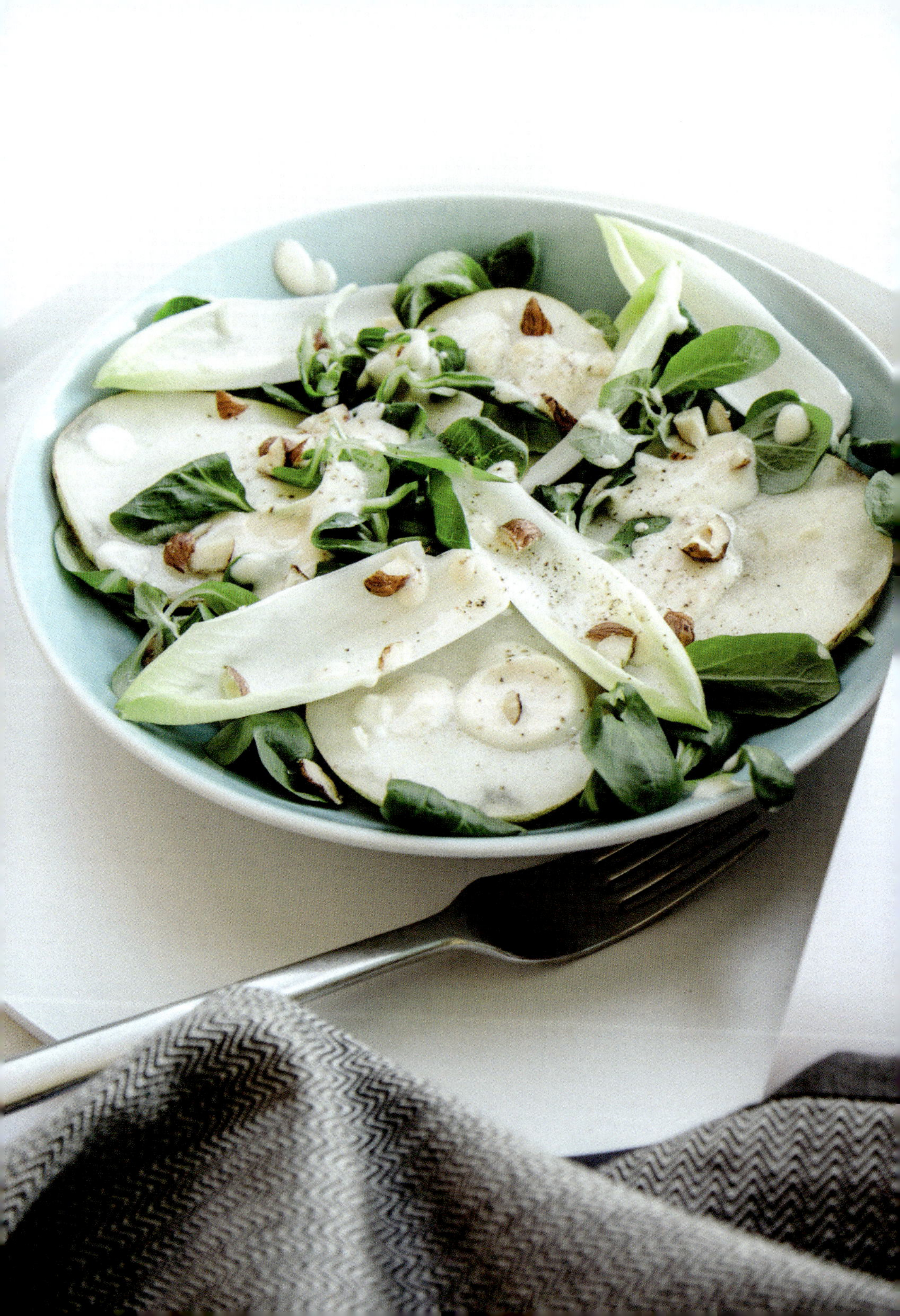

CHICORÉE-BIRNEN-SALAT A O Ü V

Zutaten für 2 Portionen:

- 100 g Feldsalat
- 250 g Chicorée
- 1 kleine Birne
- 1 EL Zitronensaft
- 1 EL Haselnüsse (gehackt)
- 100 g Joghurt (1 %)
- 1 TL milder Senf
- 1 EL Weizenkeimöl
- 1 Messerspitze Paprikapulver
- 1 Prise Zucker
- Salz

Zubereitung:

Feldsalat gründlich waschen und putzen, gut abtropfen lassen. Chicorée waschen, putzen und in 2 cm breite Streifen schneiden. Birne waschen, ungeschält vierteln und das Kerngehäuse ausschneiden. Birnenviertel in ganz dünne Scheiben schneiden und sofort mit Zitronensaft beträufeln. Mit Feldsalat und Chicorée auf einer Platte ausbreiten. Die Nüsse hacken und in einer trockenen Pfanne bei mittlerer Hitze kurz anrösten, die Pfanne dann sofort vom Herd nehmen. Für das Dressing Joghurt mit Senf, Paprika, Salz, Zucker und Öl verrühren. Über den Salat gießen und mit Haselnüssen bestreuen.

Energie	Eiweiß	Fett	KH
182 kcal	6 g	11 g	15 g

WALDORFSALAT A B M O ☺ Ü V

Zutaten für 2 Portionen:

- 1 großer Apfel
- ¼ Knollensellerie
- Saft von ½ Zitrone
- 1 EL Walnussöl
- 2 EL gehackte Walnüsse
- 100 ml Joghurt (1 %)
- ½ TL Zucker
- Salz

Zubereitung:

Apfel und Sellerie schälen und würfeln. Miteinander vermengen und Zitronensaft dazugeben. Nüsse, Öl, Joghurt und Zucker untermengen, gut vermischen und eventuell mit etwas Salz abschmecken.

Energie	Eiweiß	Fett	KH
237 kcal	5 g	17 g	16 g

DESSERTS

OBSTSALAT MIT VANILLEJOGHURT A M ☺ Ü V

Zutaten für 2 Portionen:

- 1 großer Apfel
- 1 kleine Banane
- 2 Kiwis
- 1 Orange
- Saft von ½ Zitrone
- 1 EL Honig
- 150 g Joghurt (1 %)
- 1 Pkg. Bourbon-Vanillezucker
- 1 EL Walnüsse (gehackt)

Zubereitung:
Apfel schälen und entkernen. In mundgerechte Stücke schneiden und mit Zitronensaft beträufeln. Banane schälen, blättrig schneiden, ebenfalls mit Zitronensaft beträufeln. Kiwi und Orange schälen, in Stücke schneiden. Honig mit etwas Wasser und dem restlichen Zitronensaft vermischen und damit den Obstsalat marinieren. Zugedeckt etwas ziehen lassen. Joghurt mit Vanillezucker verrühren und über den Obstsalat gießen. Mit gehackten Walnüssen bestreuen.

Energie	Eiweiß	Fett	KH
290 kcal	6 g	7 g	48 g

HIMBEERTOPFEN A M O Ü V

Zutaten für 2 Portionen:

- 250 g Topfen (20 % F. i. T.)
- 100 ml Orangensaft
- 250 g Himbeeren (frisch bzw. tiefgekühlt)
- 2 EL Leinsamen
- 1 EL Staubzucker bzw. Süßstoff

Zubereitung:
Topfen mit Orangensaft und Zucker glatt rühren. Himbeeren mit Wasser abspülen (bzw. auftauen) und unter die Topfencreme heben. Mit Leinsamen bestreut servieren.

Energie	Eiweiß	Fett	KH
236 kcal	19 g	6 g	23 g

BRATÄPFEL MIT MANDELN UND MARZIPAN (A) (B) (E) (☺) (V)

Zutaten für 2 Portionen:

- 2 Äpfel
- Saft von ½ Zitrone
- 25 g Marzipan
- 20 g Dörrpflaumen
- 1 EL Honig
- 1 TL Rosinen
- 30 g Mandelstifte
- Staubzucker zum Bestreuen

Zubereitung:

Backofen auf 180° C vorheizen. Von den Äpfeln Deckel abschneiden und sie mit einem Ausstecher aushöhlen. Äpfel mit etwas Zitronensaft beträufeln. Marzipan und Trockenpflaumen in kleine Würfel schneiden, diese mit Rosinen, Mandelstiften, Honig und Zitronensaft vermischen. Äpfel mit dieser Mischung füllen, Deckel wieder aufsetzen. Äpfel in eine feuerfeste Form legen und auf unterer Schiene bei 180° C ca. 30 Min. backen. Vor dem Servieren mit Puderzucker bestreuen.

Energie	Eiweiß	Fett	KH
279 kcal	5 g	11 g	39 g

KOKOSCREME (A) (E) (M) (O) (Ü) (V)

Zutaten für 2 Portionen:

- 2 EL Kokosraspeln
- 200 g Topfen (10 % F. i. T.)
- 4 EL Kokosmilch
- 2 TL flüssiger Honig
- 200 g rote Weintrauben

Zubereitung:

Topfen mit Kokosmilch und Honig glatt rühren. Trauben halbieren, eventuell entkernen und unter die Topfenmasse rühren. Kokosraspeln in einer Pfanne ohne Fett goldbraun rösten. Die Creme mit Kokosraspeln bestreuen.

Energie	Eiweiß	Fett	KH
266 kcal	13 g	9 g	32 g

MOHN-NUSS-APFEL-KUCHEN (A) (O) (☺) (V)

Zutaten für 10 Portionen:

- 4 Eier
- 100 g Mohn (gemahlen)
- 100 g Walnüsse (gemahlen)
- 80 g Kristallzucker
- 3 mittelgroße Äpfel
- 1 Prise Salz

Zubereitung:

Backofen auf 160° C vorheizen. Eier trennen. Eigelb mit Zucker schaumig schlagen, gemahlene Nüsse und Mohn unterheben. Äpfel schälen und grob raspeln, dann unter die Eiermasse geben. Eiweiß mit 1 Prise Salz steif schlagen und vorsichtig mit der Eier-Nuss-Masse vermischen. Eine Kastenform mit Backpapier auslegen und den Teig hineinstreichen. Auf mittlerer Schiene bei 160° C ca. 45 Min. backen, bis der Kuchen eine dunkelbraune Kruste bekommt.

Energie	Eiweiß	Fett	KH
208 kcal	7 g	14 g	14 g

ZITRONEN-HIMBEER-TORTE A M O ☺

Zutaten für 12 Stück:

Biskuit:

- 80 g Weizenmehl (glatt)
- 40 g Mandeln (gerieben)
- 4 Eier
- 40 g Staubzucker
- 40 g Kristallzucker
- 1 Pkg. Vanillezucker
- 1 Prise Salz

Zitronencreme:

- 500 g Topfen (10 % F. i. T.)
- 250 ml Schlagsahne
- 250 ml Joghurt natur (1 %)
- 120 g Staubzucker
- Saft und Schale von 2 Bio-Zitronen
- 12 Blatt Gelatine
- 150 g Himbeeren zum Garnieren

Zubereitung:

Backofen auf 190° C vorheizen. Eine Tortenform ausfetten und bemehlen. Mehl mit Mandeln vermischen. Eier trennen. Eigelb mit Staubzucker und Vanillezucker cremig schlagen. Eiweiß mit Kristallzucker und Salz ebenfalls schaumig schlagen, dann Eidottercreme und Mehlmischung unterheben. Auf mittlerer Schiene bei 190° C ca. 12–15 Min. backen. Auskühlen lassen.

Für die Zitronencreme Topfen mit Joghurt, Zitronenschale und Staubzucker glatt rühren. Gelatineblätter in kaltem Wasser einweichen, dann gut ausdrücken und im erhitzten Zitronensaft auflösen. Zur Topfenmasse geben. Schlagsahne cremig schlagen und ebenfalls unterheben. Topfencreme auf dem ausgekühlten Biskuitboden glatt verstreichen und die Torte 5 Std. kalt stellen.

Die fertige Torte mit den Himbeeren garnieren.

LEICHT BEKÖMMLICHE ERNÄHRUNG

Es handelt sich hier um eine ausgewogene Mischkost, bei der Lebensmittel und Speisen, die erfahrungsgemäß Unverträglichkeiten hervorrufen, vermieden werden. Außerdem sollten Sie auf jene Lebensmittel und Speisen verzichten, von denen Sie wissen, dass Sie sie nicht vertragen.

Allgemeine Regeln:

- Achten Sie auf eine abwechslungsreiche Kost, um die Versorgung mit essenziellen Nährstoffen, Vitaminen und Mineralstoffen sicherzustellen.
- Sie sollten 5–6 kleinere Mahlzeiten über den Tag verteilt einnehmen.
- Essen Sie langsam und in Ruhe; kauen Sie die Speisen gut und genießen Sie das Essen.
- Trinken Sie 1,5–2 Liter über den Tag verteilt, am besten ungezuckerte Getränke, z. B. Leitungswasser, stilles Mineralwasser, Kräutertees oder milde Früchtetees. Obstsäfte sollten nur maßvoll genossen werden, am besten mit Wasser verdünnt.
- Sie sollten weder zu kalte noch zu heiße Getränke und Speisen zu sich nehmen.
- Die Zubereitung der Speisen hat einen gewissen Einfluss auf deren Verdaulichkeit. Achten Sie daher auf eine schonende Zubereitung (anbraten mit wenig Öl, dünsten, kochen, dämpfen).
- Fettreiche Speisen, überhitzte Fette (z. B. beim Frittieren) und dunkel angebratene Speisen sind schwer verdaulich.
- Meiden Sie blähende Speisen und Getränke.
- Brot und Gebäck sollten nicht allzu frisch sein, um Blähungen zu vermeiden.
- Junge, faserarme, gekochte Gemüsesorten wie Karotten, Wurzelgemüse, Sellerie, Fenchel, Spargelspitzen, Auberginen, Zucchini, passierter Spinat, Kochsalat, Kürbis, Brokkoliröschen oder Schwarzwurzeln werden gut vertragen. Tomaten ohne Haut und Kerne sowie Salat aus gekochten Gemüsesorten wie Karotten-, Sellerie-, Rote-Rüben-Salat und rohe Blattsalate wie Feldsalat, Eisbergsalat oder Kopfsalat sind ebenfalls gut bekömmlich.
- Als Obst sind z. B. Bananen und Beerenfrüchte leicht verdaulich und gesund.
- Kräuter wie Petersilie, Majoran, Liebstöckel, Thymian, Basilikum, Dill, Estragon, Kerbel und Kümmel sind zum Würzen gut geeignet und können Ihnen helfen, Salz zu ersetzen.
- Meiden Sie stark geräucherte und geselchte Speisen. Stattdessen sollten Sie magere Fleisch- und Wurstsorten (Schinken, Krakauer, Kalbspariser, kalter Karreebraten) verzehren.
- Meiden Sie zu üppige Abendmahlzeiten.
- Meiden Sie grobe Kerne (Sonnenblumenkerne, Maiskörner), holzige und faserreiche Lebensmittel (Kohl, Hülsenfrüchte) sowie Obst und Gemüse mit harter Haut (Weintrauben, Orangen).

Oft ist die Verträglichkeit auch individuell verschieden. Hilfe bei der Feststellung, welche Lebensmittel und Speisen eher gut oder eher schlecht vertragen werden, bietet ein Ernährungsprotokoll. Schreiben Sie mit, welche Nahrungsmittel verzehrt wurden und ob Beschwerden aufgetreten sind. Dieses Protokoll ist auch bei der Ernährungsberatung bei Ihrer Diätologin/Diätassistentin/Ökotrophologin sehr hilfreich, weil damit auf Ihre individuelle Verträglichkeit und Nährstoffversorgung eingegangen werden kann.

Anhand der folgenden Symbole bzw. Abkürzungen sehen Sie auf einen Blick, welche Rezepte besonders für Sie geeignet sind (siehe dazu auch die Übersichtstabelle ab S. 128):

- A Appetitlosigkeit
- B Blähungen
- D Durchfall
- E Entzündungen im Mundbereich
- M Mundtrockenheit
- O Osteoporose
- ☺ stimmungsaufhellend
- Ü Übelkeit
- V Verstopfung

AUFSTRICHE

KRÄUTERAUFSTRICH A B D E M Ü O

Zutaten für 2 Portionen:

- 100 g Topfen (10 % F. i. T.)
- 2 EL Joghurt (3,5 %)
- Frische Kräuter nach Belieben oder tiefgekühlte Kräuter
- 1 TL Leinöl
- Salz

Zubereitung:
Topfen mit Joghurt und Leinöl verrühren, fein gehackte Kräuter unterheben und mit Salz abschmecken.

Energie	Eiweiß	Fett	KH
80 kcal	7 g	4 g	3 g

SCHAFSKÄSEAUFSTRICH A B D E M O ☺ Ü

Zutaten für 2 Portionen:

- 100 g Schafskäse
- 50 ml Joghurt (1 %)
- 1 EL Dill (gehackt)
- 1 TL Leinöl
- Salz

Zubereitung:
Schafskäse mit einer Gabel zerdrücken und mit Joghurt und Leinöl gut verrühren. Gehackten Dill unter die Schafskäsemasse geben. Mit Salz abschmecken.

Energie	Eiweiß	Fett	KH
151 kcal	10 g	12 g	1 g

SELLERIE-TOPFEN-AUFSTRICH A B D M O Ü V

Zutaten für 2 Portionen:

- 125 g Topfen (10 % F. i. T.)
- 1 EL Sauerrahm
- 50 g Knollensellerie
- 1 kleiner Apfel
- ½ TL Zitronensaft
- 1 TL Leinöl
- Salz

Zubereitung:
Topfen mit Sauerrahm und Leinöl gut verrühren. Sellerie und Apfel schälen, fein raspeln und unter die Topfenmasse geben. Mit Zitronensaft und Salz abschmecken.

Energie	Eiweiß	Fett	KH
117 kcal	8 g	5 g	9 g

ROTE-RÜBEN-AUFSTRICH A B M ☺ Ü V

Zutaten für 2 Portionen:

- 200 g Rote Rüben (gekocht)
- 100 g Topfen (20 % F. i. T.)
- 1 kleiner Apfel
- 1 TL Kren (gerieben)
- Saft von ½ Zitrone
- Salz

Zubereitung:
Rote Rüben grob raspeln. Apfel schälen, ebenfalls raspeln und mit Zitronensaft beträufeln. Mit Topfen glatt rühren. Mit Kren und Salz abschmecken.

Energie	Eiweiß	Fett	KH
115 kcal	7 g	3 g	15 g

TOMATENAUFSTRICH A B D M O ☺ Ü

Zutaten für 2 Portionen:

- 100 g Topfen (10 % F. i. T.)
- 1 EL Leinöl
- 2 EL Tomatenmark
- 1 Tomate
- 3 EL Joghurt (3,5 %)
- Dill (gehackt)
- Salz

Zubereitung:
Topfen mit Öl und Tomatenmark zu einer glatten Paste verrühren, Joghurt untermengen. Tomate überbrühen, schälen und kleinwürfelig schneiden. Mit Topfenmasse und Dill verrühren und mit Salz abschmecken.

Energie	Eiweiß	Fett	KH
138 kcal	10 g	7 g	8 g

LACHSAUFSTRICH B M ☺

Zutaten für 4 Portionen:

- 200 g Topfen (10 % F. i. T.)
- 3 EL Joghurt (3,5 %)
- 100 g Räucherlachs
- ½ Bund Dill
- Saft von 1 Zitrone
- Salz

Zubereitung:
Topfen mit Joghurt glatt rühren. Lachs in kleine Würfel schneiden und unter die Topfenmasse geben. Dill fein hacken und mit dem Aufstrich vermischen. Kurz ziehen lassen und dann mit Zitronensaft und eventuell Salz abschmecken.

VORSICHT: Verwenden Sie keinen Räucherlachs, wenn Sie unter einer Immunschwäche leiden.

Energie	Eiweiß	Fett	KH
98 kcal	11 g	4 g	5 g

KLEINE SPEISEN

AVOCADO-ORANGEN-DRINK A B M O ☺ Ü

Zutaten für 2 Portionen:

- ½ kleine Avocado
- Saft von ½ Limette
- 200 ml Orangensaft
- 250 ml Molke
- 1 EL Honig

Zubereitung:
Avocado halbieren und aus einer Hälfte das Fruchtfleisch aus der Schale heben. Avocado, Limettensaft, Orangensaft und Honig mit einem Stabmixer glatt pürieren. Molke untermengen und alles nochmals kräftig mixen.

Energie	Eiweiß	Fett	KH
188 kcal	3 g	9 g	22 g

HEIDELBEER-KOKOS-DRINK A B M O ☺ Ü V

Zutaten für 2 Portionen:

- 150 g Heidelbeeren
- 100 ml Kokosmilch (ungesüßt, aus der Dose)
- Saft und abgeriebene Schale von ½ Bio-Limette
- 1 EL flüssiger Honig
- 250 ml Sojadrink (mit Kalzium)

Zubereitung:
Heidelbeeren kurz abbrausen, trockentupfen und verlesen. Dann mit Kokosmilch, Honig, Limettensaft und abgeriebener Limettenschale fein pürieren, mit Sojadrink auffüllen und alles kräftig mixen.

Energie	Eiweiß	Fett	KH
138 kcal	4 g	4 g	22 g

ORANGEN-KAROTTEN-DRINK A M O ☺ Ü V

Zutaten für 1 Portion:

- 1 kleine Orange
- 50 ml Karottensaft
- 1 TL flüssiger Honig
- 100 ml Buttermilch

Zubereitung:
Orange schälen, klein schneiden und mit Honig und Karottensaft fein pürieren. Buttermilch untermengen und alles nochmals kurz mixen.

Energie	Eiweiß	Fett	KH
122 kcal	5 g	1 g	22 g

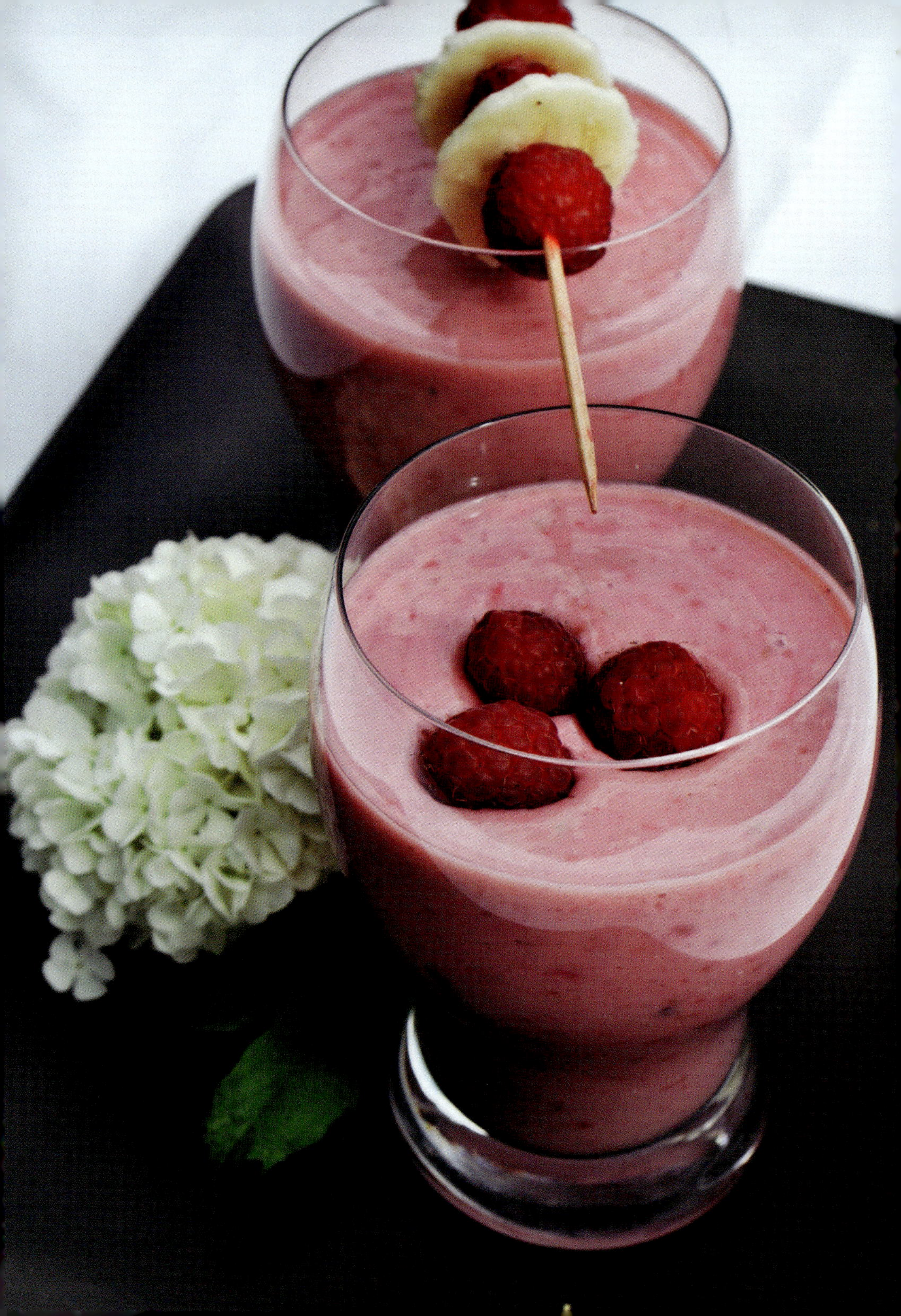

HIMBEER-BANANEN-SHAKE Ⓐ Ⓑ Ⓞ ☺ Ü Ⓥ

Zutaten für 2 Portionen:

- 1 reife Banane
- 150 g Himbeeren (tiefgekühlt)
- 300 ml Buttermilch
- 1 Prise Zimt

Zubereitung:
Banane schälen. Himbeeren auftauen und mit Banane und Buttermilch glatt pürieren. Mit Zimt würzen.

Energie	Eiweiß	Fett	KH
116 kcal	6 g	1 g	18 g

GEFLÜGELSALAT MIT ANANAS Ⓐ Ⓑ Ⓔ Ⓜ ☺ Ü

Zutaten für 4 Portionen:

- 200 g Hähnchenbrustfilet
- 150 g Ananas (aus der Dose)
- 50 g Sellerie
- 2 EL Mayonnaise (leicht)
- 100 g Joghurt (3,5 %)
- Saft von ½ Zitrone
- 2 EL Rapsöl
- 2 EL Petersilie oder Dill (gehackt)
- Salz

Zubereitung:
Hähnchenbrustfilet waschen, trockentupfen, in dünne Streifen schneiden und diese mit Salz würzen. In heißem Rapsöl von allen Seiten goldgelb braten. Sellerie schälen, kochen und in kleine Würfel schneiden, Ananas in Stücke schneiden. Ananas, Fleischstreifen, Sellerie, Zitronensaft, Joghurt und Mayonnaise miteinander vermischen und mit Salz abschmecken. Vor dem Servieren mit gehackten Kräutern bestreuen.

Energie	Eiweiß	Fett	KH
188 kcal	14 g	10 g	10 g

EMMENTALER-BIRNEN-SALAT Ⓐ Ⓜ Ⓞ ☺ Ü Ⓥ

Zutaten für 2 Portionen:

- 2 Scheiben Emmentaler
- 1 reife, weiche Birne
- 100 ml Joghurt (1,5 %)
- Saft von ½ Zitrone
- 1 TL Senf
- 1 TL Petersilie (gehackt)
- Salz

Zubereitung:
Birne waschen, das Kerngehäuse entfernen und Birne in kleine Würfel schneiden. Mit Zitronensaft beträufeln. Emmentaler in feine Streifen schneiden. Aus Joghurt, Senf, Petersilie und Salz ein Dressing zubereiten. Käsestreifen und Birnenwürfel mit dem Joghurtdressing vermengen und servieren.

Energie	Eiweiß	Fett	KH
186 kcal	11 g	10 g	12 g

KRÄUTERTOPFEN-SCHINKENRÖLLCHEN A B D E M O Ü

Zutaten für 1 Portion:

- 3 Scheiben Kochschinken
- 60 g Topfen (10 % F. i. T.)
- 1 EL Sauerrahm
- 1 EL gehackte Kräuter (frisch oder tiefgekühlt)
- Salz

Zubereitung:
Topfen mit Sauerrahm und Kräutern glatt rühren und mit Salz abschmecken. Die Masse in je ein Blatt Schinken streichen und dann einrollen.

Energie	Eiweiß	Fett	KH
175 kcal	19 g	9 g	4 g

PIKANTE TOPFENTERRINE A B E M O ☺ Ü V

Zutaten für 4 Portionen:

- 200 g Kartoffeln
- 100 g Hüttenkäse
- 100 g Topfen (10 % F. i. T.)
- 100 g Joghurt (3,5 %)
- 50 g Karotten
- 50 g Gelbe Rüben
- 50 g Zucchini
- 4 Blatt Gelatine
- Gehackte Kräuter (evtl. tiefgekühlt)
- Salz

Zubereitung:
Kartoffeln schälen, kochen und grob reiben. Das restliche Gemüse putzen und weich kochen. Nach dem Auskühlen schälen und kleinwürfelig schneiden. Gelatine im kalten Wasser einweichen, danach gut ausdrücken und in ca. 4 EL heißem Wasser auflösen.

Topfen mit Joghurt, Salz und Kräutern gut verrühren. Hüttenkäse dazugeben und die aufgelöste Gelatine unterrühren. Zum Schluss die geriebenen Kartoffeln sowie die Gemüsewürfel unterheben. Eine Kastenform mit Frischhaltefolie auslegen. Die Topfenmasse einfüllen und über Nacht im Kühlschrank fest werden lassen.

Energie	Eiweiß	Fett	KH
105 kcal	10 g	3 g	10 g

AVOCADO-HÜTTENKÄSE A M ☺ Ü V

Zutaten für 2 Portionen:

- 1 Becher (200 g) Hüttenkäse
- 1 kleine, reife Avocado
- Zitronensaft
- Salz

Zubereitung:
Avocado halbieren, Kern entfernen und das Fruchtfleisch aus der Schale herauslöffeln. Mit einer Gabel zerdrücken, unter den Hüttenkäse heben und mit Zitronensaft und Salz abschmecken.

Energie	Eiweiß	Fett	KH
268 kcal	14 g	22 g	3 g

LIMETTEN-MILCHREIS A M O ☺ Ü

Zutaten für 2 Portionen:

- 100 g Rundkornreis
- 300 ml Milch (1,5 %)
- 4 EL Zucker
- 2 EL Butter
- 100 g Joghurt
- Saft und abgeriebene Schale von 1 Bio-Limette
- 1 Prise Salz

Zubereitung:
Einen Topf mit kaltem Wasser ausspülen. Milch, Reis, Zucker, Butter, Limettenschale und Salz in dem Topf zum Kochen bringen, dabei gelegentlich umrühren. Nach dem Aufkochen die Hitze reduzieren und Milchreis ca. 25–30 Min. bei geschlossenem Deckel unter häufigem Rühren köcheln lassen. Etwas abkühlen lassen, dann Joghurt unterheben und mit Limettensaft abschmecken.

TIPP: Bei Entzündungen im Mundbereich bereiten Sie den Milchreis am besten ohne Limettensaft zu, bei Blähungen mit laktosefreier Milch.

Energie	Eiweiß	Fett	KH
546 kcal	10 g	20 g	79 g

FRUCHTIGER LÖFFELKÄSE A B D E O M ☺ Ü

Zutaten für 2 Portionen:

- 1 Becher (200 g) Hüttenkäse
- 3 Pfirsichhälften (aus der Dose)
- 1 EL flüssiger Honig

Zubereitung:
Hüttenkäse mit Honig vermischen. Pfirsichhälften abtropfen lassen und kleinwürfelig schneiden. Unter den Hüttenkäse geben.

Energie	Eiweiß	Fett	KH
174 kcal	14 g	2 g	21 g

SUPPEN

BROKKOLICREMESUPPE A D E M O ☺ Ü V

Zutaten für 4 Portionen:

- 400 g Brokkoliröschen
- 500 ml Gemüsebrühe
- 5 EL schmelzende Haferflocken
- 4 EL Schlagsahne
- 1 Prise Muskatnuss (gemahlen)

Zubereitung:
Brokkoliröschen in der Gemüsebrühe kochen, bis sie weich sind, dann zusammen mit der Flüssigkeit pürieren und mit den Haferflocken binden. Mit Sahne aufgießen und mit Muskat würzen.

Energie	Eiweiß	Fett	KH
116 kcal	4 g	7 g	8 g

GOLDREGENSUPPE A B D E M Ü V

Zutaten für 2 Portionen:

- 2 EL Weizengrieß
- 1 Karotte
- 1 Gelbe Rübe
- 1 EL Margarine
- 500 ml Gemüsebrühe
- Muskat, Kümmel (gemahlen)
- 1 EL Petersilie (gehackt)

Zubereitung:
Grieß bei niedriger Temperatur in zerlassener Margarine goldgelb rösten. Danach mit Brühe aufgießen, die Gewürze beigeben und gut verkochen lassen. Nach dem ersten Aufkochen die geputzte, fein geraffelte Karotte und die Gelbe Rübe beigeben. Mitkochen lassen. Die gehackte Petersilie zum Schluss beifügen.

Energie	Eiweiß	Fett	KH
174 kcal	2 g	13 g	13 g

HAFERSCHLEIMSUPPE (REISSCHLEIMSUPPE) B D E M Ü

Zutaten für 2 Portionen:

- 2 EL Hafermark (bzw. Reisflocken)
- 500 ml Wasser
- Salz

Zubereitung:
Hafermark mit kaltem Wasser zustellen und 30 Min. auf kleiner Flamme kochen. Bei Bedarf kaltes Wasser nachgießen und umrühren. Die Suppe eventuell durch ein Sieb streichen, durch Wasserzugabe zur gewünschten Konsistenz bringen, nochmals aufkochen und mit Salz abschmecken.

Energie	Eiweiß	Fett	KH
56 kcal	2 g	1 g	9 g

KAROTTENCREMESUPPE A B E M Ü V

Zutaten für 4 Portionen:

- 400 g Karotten
- 1 EL Mehl (glatt)
- 800 ml Gemüse- bzw. Rindsuppe
- 60 ml Schlagsahne
- 1 EL Butter
- 1 Bund Petersilie (gehackt)
- evtl. Zitronensaft
- Salz

Zubereitung:

Karotten putzen, schälen und in feine Streifen schneiden. Petersilie fein hacken. Karotten mit dem Großteil der Petersilie in heißer Butter andünsten, mit Mehl bestäuben, kurz durchrösten und mit Suppe aufgießen. Suppe bei geringer Hitze so lange kochen, bis die Karotten kernig weich sind, dann pürieren und mit Salz und eventuell Zitronensaft abschmecken. Sahne in die heiße Suppe einrühren und die Suppe beim Servieren mit der restlichen Petersilie bestreuen.

Energie	197 kcal
Eiweiß	2 g
Fett	18 g
KH	8 g

SELLERIECREMESUPPE A B M O Ü V

Zutaten für 4 Portionen:

- 1 Knollensellerie
- 1 Petersilienwurzel
- 2 EL Mehl (glatt)
- 2 EL Butter
- 800 ml Gemüsebrühe
- 100 ml Schlagsahne
- Saft von 1 Zitrone
- Petersilie (fein gehackt)
- Salz, Muskatnuss (gemahlen)

Zubereitung:

Sellerie und Petersilienwurzel schälen und in grobe Würfel schneiden. In einem Topf mit Salzwasser und Zitronensaft weich kochen, danach abseihen und dabei den Kochsud auffangen. Butter erhitzen, Mehl darin anschwitzen und unter Rühren mit dem Gemüsesud aufgießen. Das Gemüse unterheben und alles mit einem Mixstab pürieren. Mit Brühe aufgießen, gut verkochen lassen und mit Gewürzen abschmecken. Anschließend Sahne einrühren und vor dem Servieren mit der gehackten Petersilie bestreuen.

Energie	224 kcal
Eiweiß	3 g
Fett	20 g
KH	9 g

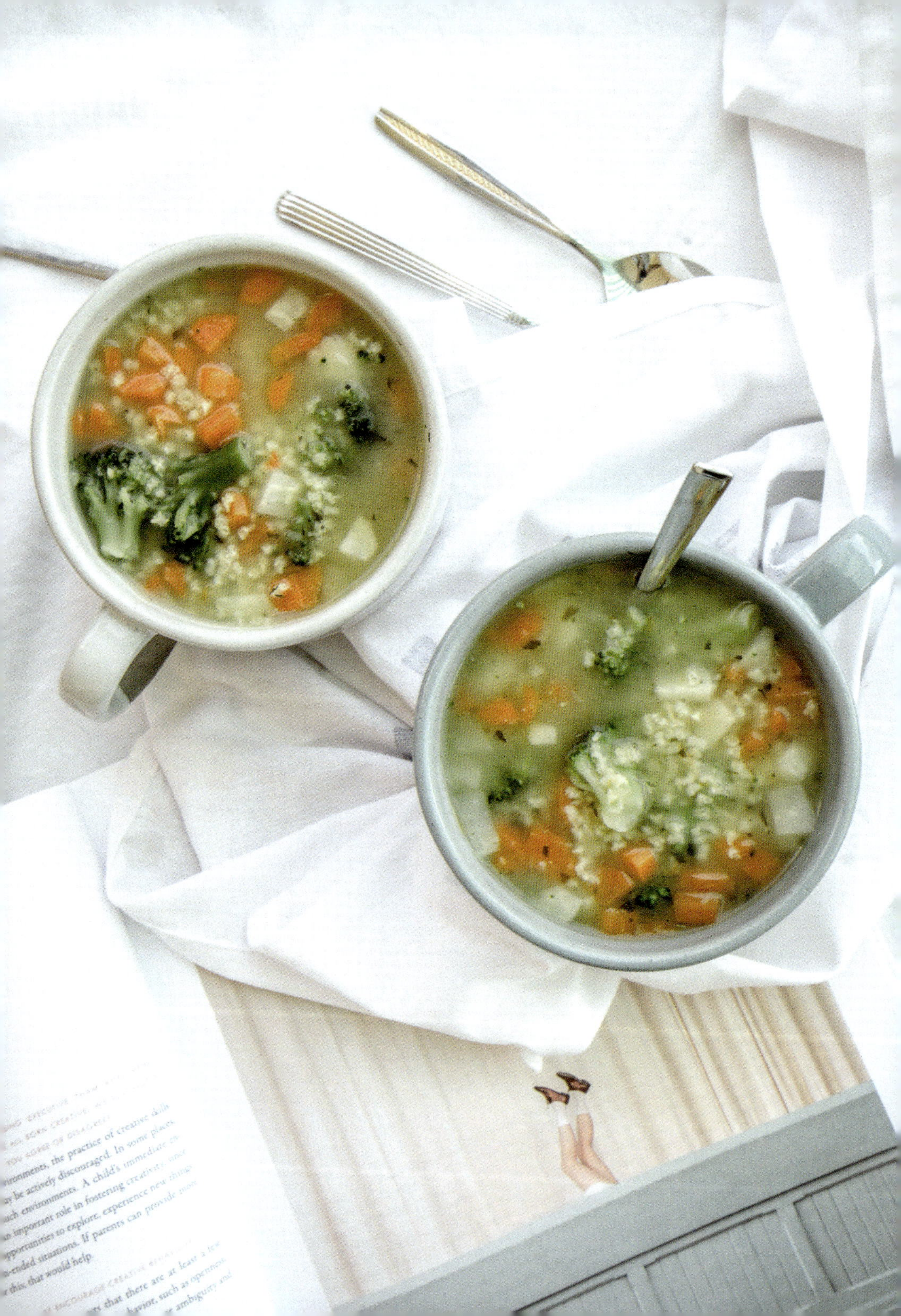
the practice of creative skills
actively discouraged. In some places
environments. A child's immediate
important role in fostering creativity
to explore, experience new things
situations. If parents can provide more
this, that would help.
that there are at least a few
such as openness
ambiguity and

HIRSESUPPE MIT BROKKOLI A D M Ü V

Zutaten für 4 Portionen:

- 7 EL Hirse
- 1 l Wasser
- 1 Gemüsebrühwürfel
- 100 g Brokkoliröschen
- 2 Karotten
- ¼ Sellerieknolle
- 1 Petersilienwurzel
- Liebstöckel (getrocknet)
- Salz

Zubereitung:
Hirse mit heißem Wasser waschen. Wurzelgemüse putzen, schälen und klein schneiden. Gewaschene Hirse und Wurzelgemüse ohne Fett im Topf anrösten und mit Wasser auffüllen. Liebstöckel und Gemüsewürfel hinzufügen. Alles ca. 20 Min. köcheln lassen, danach zerteilte Brokkoliröschen hinzufügen. Nochmals ca. 10 Min. lang kochen. Bei Bedarf mit Salz nachwürzen.

Energie	Eiweiß	Fett	KH
138 kcal	4 g	3 g	20 g

LEICHTE KARTOFFELSUPPE A B D E M Ü V

Zutaten für 2 Portionen:

- 200 g Kartoffeln
- 50 g Karotten
- 1 EL Mehl
- 1 EL Sauerrahm
- 500 ml Gemüsebrühe
- Salz, Muskat, Majoran, Kümmel, Lorbeerblatt
- 1 TL Petersilie (gehackt)

Zubereitung:
Kartoffeln und Karotten schälen und kleinwürfelig schneiden. In einen Topf geben und mit Gemüsebrühe aufgießen, Gewürze und Salz hinzufügen und ca. 20 Min. kochen lassen. Mehl, Sauerrahm und etwas kaltes Wasser verrühren und in die kochende Suppe geben, kurz aufkochen lassen. Fertige Suppe mit gehackter Petersilie bestreuen.

Energie	Eiweiß	Fett	KH
142 kcal	3 g	6 g	18 g

HAUPTSPEISEN

EINMACHHUHN A B D E M Ü

Zutaten für 4 Portionen:

- 500 g Hühnerfleisch
- 60 g Karotten
- 60 g Knollensellerie
- 60 g Petersilienwurzel
- 60 g Gelbe Rüben
- 3 EL Mehl
- 1 EL Butter
- Salz, Lorbeerblatt, Kümmel, Muskat
- 1 EL Petersilie (gehackt)

Zubereitung:

Gemüse putzen und in Stücke schneiden. Dann in einem Topf trocken anrösten, mit Wasser aufgießen und aufkochen lassen. Das Huhn und die Gewürze beifügen. Das Mehl fettfrei anrösten (linden); wenn es ausgekühlt ist, die Butter dazugeben und eine Butterkugel bilden. Wenn das Huhn gar ist, aus der Brühe nehmen, die Haut und die Knochen entfernen. Die Brühe abseihen und entfetten, dann die Butterkugel hineingeben und die Einmach gut verkochen lassen. Die Fleischstücke einlegen und abschmecken. Die gehackte Petersilie beifügen.

Energie	Eiweiß	Fett	KH
201 kcal	31 g	5 g	7 g

KALBSBUTTERSCHNITZEL A B D E M Ü

Zutaten für 4 Portionen:

- 500 g mageres Kalbshackfleisch (Faschiertes)
- 1 Semmel (oder 2 Scheiben Weißbrot)
- 60 ml Schlagsahne
- 1 Ei
- 4 EL Rapsöl
- 1 TL Mehl (glatt)
- 100 ml Gemüsesuppe
- 2 EL kalte Butter
- 1 EL Sauerrahm
- Salz, Muskatnuss (gerieben)
- Petersilie (gehackt)

Zubereitung:

Backofen auf 180° C vorheizen. Semmel in Wasser einweichen, danach ausdrücken und durch ein Sieb drücken oder faschieren. Kalbfleisch mit Semmelmasse, Petersilie, Schlagsahne und Ei gut verkneten und mit Salz und Muskat kräftig würzen. Fleischmasse vierteln und jede Portion zu einem etwa 4 cm dicken Laibchen formen. Öl in einer Pfanne erhitzen und die Laibchen darin bei mittlerer Hitze auf beiden Seiten jeweils ca. 3 Min. goldgelb braten. Laibchen in eine feuerfeste Form legen. Bratrückstand in der Pfanne mit 1 EL Mehl (in ein wenig Wasser gelöst) verrühren, einmal aufschäumen lassen. Mit Suppe aufgießen und ca. 3 Min. kochen. Laibchen mit dieser Sauce übergießen, Butterflocken daraufsetzen und im auf 180° C vorgeheizten Backofen auf mittlerer Schiene ca. 25 Min. braten. Zum Schluss Sauerrahm in die Sauce einrühren.

Energie	Eiweiß	Fett	KH
411 kcal	29 g	29 g	8 g

ROTBARSCHFILET IN KAROTTENSAUCE B D E M O V

Zutaten für 2 Portionen:

- 2 Rotbarschfilets (je ca. 150 g)
- 150 g Karotten
- 100 ml Gemüsebrühe
- 100 ml Milch (1,5 %)
- 1 EL Mehl (glatt)
- Saft von ½ Zitrone
- 1 EL Petersilie (gehackt)
- 1 TL Olivenöl
- Oregano
- Salz

Zubereitung:

Rotbarschfilets waschen, trockentupfen, mit Zitronensaft würzen und auf die mit Olivenöl eingefettete Alufolie legen. Mit Salz und Oregano bestreuen. Die Filets straff in die Folie wickeln und die Enden der Folie eindrehen. Im vorgeheizten Backofen 10–20 Min. bei 220° C garen. Karotten schälen und fein raspeln. Karotten und Gemüsebrühe in einem Topf zum Kochen bringen und zugedeckt 2 Min. kochen lassen. Das Mehl mit der Milch verrühren und damit die kochenden Karotten binden. Weitere 2 Min. köcheln lassen, dabei öfter umrühren, damit nichts am Topfboden ansetzt. Würzen und mit dem Mixstab fein pürieren.

Beim Anrichten zuerst die Karottensauce auf den Teller geben, darauf das Fischfilet legen und mit der gehackten Petersilie bestreuen.

Energie
282 kcal
Eiweiß
35 g
Fett
11 g
KH
10 g

POCHIERTER LACHS IN KRESSESAUCE B E M O ☺ V

Zutaten für 2 Portionen:

- 2 Lachsfilets (je ca. 150 g)
- 2 EL Rapsöl
- 100 ml Gemüsebrühe
- 100 ml Sauerrahm
- Saft von ½ Zitrone
- 1 Kistchen Kresse
- Salz

Zubereitung:

Lachsfilets abspülen und trockentupfen. Von beiden Seiten mit Zitronensaft beträufeln und salzen. Fisch in heißem Öl kurz anbraten, mit Brühe aufgießen und bei schwacher Hitze ca. 8 Min. gar ziehen lassen. Dann den Fisch aus dem Fond nehmen. Sauerrahm mit dem Fischfond gut verrühren und einkochen lassen, mit Salz und Zitronensaft abschmecken. Abgeschnittene Kresse unterrühren. Den Fisch in der Sauce erwärmen und mit Kartoffeln und Salat servieren.

Energie
365 kcal
Eiweiß
30 g
Fett
26 g
KH
4 g

SCHOLLENRÖLLCHEN IN DILLSAUCE B D E M O V

Zutaten für 2 Portionen:

- 2 Stück Schollenfilet (je ca. 150 g)
- 1 EL Zitronensaft
- 3 EL Dill (gehackt)
- 1 Zucchini
- 200 ml Gemüsebrühe
- 50 ml Milch (1,5 %)
- 1 EL Mehl (glatt)
- Salz, Muskat

Zubereitung:

Schollenfilets waschen, trockentupfen und dann der Länge nach halbieren. Mit Zitronensaft, Salz und Muskat von beiden Seiten würzen. 1 EL gehackten Dill auf den Schollenfilets verteilen. Zucchini putzen, längs in dünne Streifen schneiden und in einer beschichteten Pfanne ohne Fett kurz goldgelb anbraten. Dann auf die Fischfilets legen, alles aufrollen und mit Holzspießchen feststecken. Die Röllchen in einer beschichteten Pfanne kurz anbraten, dann mit 100 ml Gemüsebrühe aufgießen und bei mittlerer Hitze ca. 10 Min. kochen.

Milch und die übrigen 100 ml Gemüsebrühe zum Kochen bringen. Mehl in etwas kaltes Wasser einrühren, dann in die Milch geben und auf kleiner Flamme 5 Min. leicht köcheln lassen.

Die Sauce mit dem entstandenen Fischsud und dem gehackten Dill verrühren. Die Schollenröllchen mit der Sauce übergießen und servieren.

Energie	Eiweiß	Fett	KH
233 kcal	30 g	7 g	11 g

KARTOFFEL-ZUCCHINI-AUFLAUF A B M O ☺ Ü V

Zutaten für 4 Portionen:

- 1 kg Kartoffeln
- 3–4 (ca. 600 g) Zucchini
- 500 g Tomaten
- 1 EL Rapsöl
- 100 ml Milch (1,5 %)
- 4 Eier
- 100 g Parmesan (gerieben)
- Salz, Muskat

Zubereitung:

Kartoffeln schälen und in wenig Salzwasser ca. 15 Min. kochen. Abkühlen lassen und in Scheiben schneiden. Zucchini in Scheiben schneiden; Tomaten überbrühen, schälen, entkernen und dann achteln. Gemüse in einer leicht eingeölten, feuerfesten Form schichtweise anordnen. Milch mit Gewürzen und Eiern verquirlen und über das Gemüse gießen. Geriebenen Parmesan darüberstreuen. Im vorgeheizten Backofen bei 200° C 15–20 Min. überbacken.

Energie	Eiweiß	Fett	KH
424 kcal	24 g	19 g	37 g

TOPFENAUFLAUF MIT BEERENKOMPOTT A M O ☺ Ü V

Zutaten für 4 Portionen:

- 375 g Topfen (10 % F. i. T.)
- 250 ml Milch (1,5 %)
- 1 EL Butter
- 150 g Zucker
- 150 g Mehl (glatt)
- 3 Eier
- Schale von ½ Bio-Zitrone
- 1 Prise Salz
- etwas Butter für die Form
- 200 g Beerenobst (frisch oder tiefgekühlt)
- 2 EL Honig
- 1 EL Stärke

Zubereitung:

Backofen auf 180° C vorheizen. Eier trennen. Eiweiß mit einer Prise Salz und 75 g Zucker steif schlagen. Eigelb mit restlichem Zucker und Zitronenschale schaumig schlagen; Topfen, Milch und Mehl unterheben und alles zusammen cremig rühren. Den festen Eischnee dazurühren. Die Masse in eine bebutterte große Auflaufform füllen, Butterflöckchen darauf verteilen und ca. 45 Min. bei 180° C backen.

Für das Beerenkompott in einem kleinen Topf 100 ml Wasser mit 2 EL Honig erhitzen. 1 EL Stärke in etwas kaltem Wasser glatt rühren und zum Honigwasser geben. Unter Rühren kurz köcheln lassen, dann die Beerenfrüchte unterheben und gut umrühren. Ein paar Minuten ziehen lassen und mit dem Topfenauflauf servieren.

Energie	Eiweiß	Fett	KH
548 kcal	23 g	13 g	83 g

TOPFENSCHMARREN A B E M O ☺ Ü

Zutaten für 1 Portion:

- 125 g Topfen (10 % F. i. T.)
- 1 kleines Ei
- 1 EL Sauerrahm
- 1 EL feiner Grieß
- ½ Pkg. Vanillezucker
- 1 TL Stärkemehl
- ½ TL Schale von 1 Bio-Zitrone
- evtl. Staubzucker zum Bestreuen

Zubereitung:

Ei trennen. Eigelb mit Vanillezucker und Zitronenschale glatt rühren, Topfen und Sauerrahm unterrühren. Eiweiß steif schlagen. Grieß mit Stärkemehl vermengen und abwechselnd mit dem Eischnee unter die Topfenmasse heben.

Eine beschichtete Pfanne erhitzen und den Teig darin einfüllen. Sobald der Rand gestockt ist, den Teig auf die andere Seite wenden. Dann den Teig mit zwei Gabeln zerreißen und fertig backen. Eventuell mit Staubzucker bestreuen und mit Beerenkompott servieren.

VORSICHT: Bei Entzündungen im Mundbereich genießen Sie den Topfenschmarren statt des Beerenkompotts bitte mit Vanillesauce.

Energie	Eiweiß	Fett	KH
299 kcal	23 g	11 g	25 g

PALATSCHINKEN MIT SPINATFÜLLUNG A E O ☺ V

Zutaten für 2 Portionen:

Teig:

- 1 Ei
- 100 g Mehl
- 200 ml Milch (1,5 %)
- Mineralwasser
- 1 Prise Salz
- 1 EL Öl

Füllung:

- 250 g Blattspinat
- 100 g Schafskäse
- 1 EL Grünkernmehl
- Salz, Muskatnuss
- 1 EL Parmesan zum Bestreuen
- etwas Fett für die Form

Zubereitung:
Aus Eiern, Mehl, Milch, Öl, Salz und Mineralwasser einen Palatschinkenteig zubereiten, den Teig etwas rasten lassen. In der Zwischenzeit den Spinat waschen, in Salzwasser kochen und sehr gut ausdrücken. Spinat abkühlen lassen und fein schneiden. Schafskäse zerkleinern und mit Grünkernmehl und den Gewürzen unter den Spinat mischen. Eine Backform mit Fett ausstreichen. Aus dem Teig in einer beschichteten Pfanne dünne Palatschinken backen. Die Spinatfüllung gleichmäßig auf die Palatschinken verteilen; die Palatschinken dann einrollen, schräg in Stücke schneiden und in die vorbereitete Form setzen. Zum Schluss mit etwas Käse bestreuen und kurz im Backofen überbacken.

Energie	Eiweiß	Fett	KH
476 kcal	25 g	21 g	45 g

BROKKOLIAUFLAUF A E M O ☺ V

Zutaten für 2 Portionen:

- 140 g Nudeln (z. B. Penne)
- 500 g Brokkoli
- 1 EL Butter
- 2 EL Mehl
- 250 ml Milch (1,5 %)
- 1 großes Ei
- 30 g Parmesan
- 1 TL Gemüsebrühe (Pulver)
- 1 EL Sesam
- 1 TL Kräutermischung (tiefgekühlt)
- Salz, Muskat

Zubereitung:
Nudeln nach Packungsanweisung bissfest kochen. Brokkoli putzen, den Strunk entfernen und Brokkoli in Röschen zerteilen. Béchamelsauce zubereiten: Butter zerlassen, Mehl dazugeben, leicht aufschäumen lassen und anschließend schrittweise mit Milch aufgießen. Das Ganze 5 Min. unter ständigem Rühren köcheln lassen. 1 TL Gemüsebrühe hineingeben. In die überkühlte Béchamelsauce das Ei und einen Teil des Parmesans einrühren und mit Salz, Kräutern und Muskat abschmecken. Die Brokkoliröschen kurz im Salzwasser bissfest dünsten. Zusammen mit abgetropften Nudeln in eine Auflaufform schichten und die vorbereitete Sauce darübergießen, mit dem restlichen Parmesan und Sesam bestreuen. Bei 180° C ca. 30 Min. backen.

Energie	Eiweiß	Fett	KH
604 kcal	30 g	24 g	66 g

TOPFEN-GNOCCHI Ⓐ Ⓑ Ⓓ Ⓜ Ⓞ ☺ Ⓤ̈ Ⓥ

Zutaten für 2 Portionen:

- 250 g mehlige Kartoffeln
- 250 g Topfen (10 % F. i. T.)
- 30 g Hartweizengrieß
- 80 g Mehl (glatt)
- 1 Eigelb
- 25 g Parmesan
- ½ Bund Basilikum
- 300 g Tomaten
- 2 EL Olivenöl
- Salz
- 1 Prise Muskatnuss (gemahlen)

Zubereitung:
Kartoffeln in der Schale kochen, noch heiß schälen und durch die Kartoffelpresse drücken. Auskühlen lassen. Topfen auf ein Geschirrtuch breiten, Tuch zudrehen, Flüssigkeit herausdrücken und den Topfen in eine Schüssel füllen. Salz und Muskat dazugeben. Kartoffeln, Topfen, Grieß, Mehl und Eidotter zu einem glatten Teig verkneten, eventuell etwas Mehl dazugeben, falls der Teig zu klebrig wird. Eine Arbeitsfläche gut bemehlen. Aus dem Teig Rollen mit ca. 2 cm Durchmesser formen und in ca. 1 cm dünne Scheiben schneiden. Diese im Mehl wenden und dann leicht über einen Gabelrücken drücken und zu Gnocchi aufrollen. Gnocchi in kochendem Salzwasser ca. 5 Min. ziehen lassen.

Tomaten heiß überbrühen, dann die Haut abziehen und das Fruchtfleisch würfeln. In heißem Olivenöl 5 Min. erhitzen, mit Salz abschmecken. Mit den Gnocchi servieren und mit geriebenem Parmesan und gehacktem Basilikum bestreuen.

Energie	Eiweiß	Fett	KH
522 kcal	29 g	19 g	62 g

TOPFENLAIBCHEN MIT JOGHURTSAUCE Ⓐ Ⓑ Ⓔ Ⓜ Ⓞ Ⓤ̈ Ⓥ

Zutaten für 2 Portionen:

- 1 Karotte
- 1 Scheibe Knollensellerie
- 3 EL Rapsöl
- 200 g mehlige Kartoffeln
- 100 g Topfen (10 % F. i. T.)
- 2 EL Mehl
- 1 Ei
- 200 g Joghurt (1 %)
- 2 EL Sauerrahm
- gemischte Kräuter (gehackt; frisch oder tiefgekühlt)
- Salz, Muskatnuss

Zubereitung:
Gemüse schälen, in Salzwasser dünsten, abgießen und in kleine Würfel schneiden. Kartoffeln kochen, noch heiß schälen, durch eine Kartoffelpresse drücken und etwas abkühlen lassen. Ei, Gemüse, Topfen, Mehl und Kartoffeln miteinander vermengen und würzen. Laibchen formen und im heißen Fett goldgelb backen. Auf Küchenpapier abtropfen lassen. Für die Sauce Joghurt mit Sauerrahm gut verrühren, mit Salz und Kräutern abschmecken. Die Laibchen mit der Joghurtsauce verrühren.

Energie	Eiweiß	Fett	KH
411 kcal	17 g	26 g	27 g

APFELPALATSCHINKEN A B D M O Ü V

Zutaten für 4 Portionen:

- 250 g Mehl
- 500 ml Milch (1,5 %)
- 3 Eier
- 2 EL Öl
- Salz
- 6 Äpfel
- 2 EL Zucker
- 150 ml Orangensaft
- 1 EL Zitronensaft
- abgeriebene Schale von ½ Bio-Zitrone
- 1 EL Butter
- 1 cm frische Ingwerwurzel
- ½ TL Zimt
- ½ TL Speisestärke

Zubereitung:

Äpfel schälen, vierteln, entkernen und würfelig schneiden. Ingwer sehr fein hacken. Butter in einer beschichteten Pfanne schmelzen, den Zucker darin kurz anbraten, die Apfelwürfel hineingeben und unter Rühren sanft anbraten. Mit Zimt abschmecken. Orangensaft mit Speisestärke glatt rühren, Zitronensaft, Zitronenschale und gehackten Ingwer dazugeben und gut verrühren. Diese Mischung unter die Äpfel geben und kurz weiterdünsten, bis die Äpfel gar sind.

Mit dem Handrührgerät Milch, Mehl, Eier und 1 Prise Salz zu einem glatten Teig verarbeiten. Eine beschichtete Pfanne dünn mit Öl ausstreichen. Teig mit einem kleinen Schöpfer in die Pfanne gießen und gleichmäßig darin verteilen. Palatschinken auf beiden Seiten goldgelb backen. Warme Palatschinken mit Äpfeln füllen und eventuell mit Zucker bestreut servieren.

TIPP: Dazu passt gut Vanillesauce oder Vanilleeis. Statt Äpfeln können Sie auch reife Pfirsiche verwenden.

Energie	Eiweiß	Fett	KH
580 kcal	17 g	18 g	86 g

ZUCCHINI-PUFFER A B E M O Ü V

Zutaten für 1 Portion:

- 60 g Zucchini
- 70 g Mehl (griffig)
- 100 ml Milch (1,5 %)
- 1 kleines Ei
- 1 EL Rapsöl
- 100 g Joghurt (1 %)
- 1 EL Sauerrahm
- 1 TL gehackte Kräuter (frisch oder tiefgekühlt)
- Salz

Zubereitung:

Ei mit etwas Milch verrühren, dann mit Salz, Mehl und restlicher Milch zu einem glatten, dickflüssigen Teig vermischen. Den Teig ca. 15 Min. quellen lassen. Zucchini waschen, grob reiben und unter den Teig ziehen. Öl in einer beschichteten Pfanne erhitzen und aus dem Teig kleine Puffer backen. In der Zwischenzeit Joghurt mit Sauerrahm verrühren, mit Kräutern und Salz abschmecken. Zucchinipuffer mit Joghurtsauce servieren.

Energie	Eiweiß	Fett	KH
559 kcal	22 g	25 g	61 g

BEILAGEN

ROSMARINKARTOFFELN A B Ü V

Zutaten für 1 Portion:

- 250 g Kartoffeln
- 1 EL Olivenöl
- ½ Zweig Rosmarin
- Salz

Zubereitung:
Kartoffeln waschen, schälen und 15 Min. in Salzwasser kochen. Aus dem Wasser nehmen, abtropfen lassen und halbieren. Rosmarin abspülen, trockenschütteln, die Nadeln von den Zweigen zupfen. Ein Backblech mit Öl ausstreichen, die Kartoffeln darauf verteilen und zum Schluss mit Salz und Rosmarin bestreuen. Die Kartoffeln ca. 30 Min. bei 180° C goldgelb backen.

Energie	Eiweiß	Fett	KH
233 kcal	4 g	10 g	30 g

SELLERIEPÜREE A B D M O Ü V

Zutaten für 1 Portion:

- 200 g Knollensellerie
- 150 g mehlige Kartoffeln
- 1 EL Butter
- Zitronensaft
- etwas Petersilie (gehackt)
- Salz

Zubereitung:
Sellerie und Kartoffeln schälen, würfelig schneiden und in Salzwasser weich kochen. Gemüse abseihen, Butter unterheben und mit einem Kartoffelstampfer gut zerdrücken oder kurz pürieren. Mit fein gehackter Petersilie und Zitronensaft abschmecken.

Energie	Eiweiß	Fett	KH
262 kcal	5 g	17 g	21 g

KARTOFFELPÜREE A B D M O Ü

Zutaten für 1 Portion:

- 200 g Kartoffeln
- 125 ml Milch (1,5 %)
- 1 TL Butter nach Belieben
- Salz, Muskatnuss

Zubereitung:
Kartoffeln waschen, in der Schale kochen, heiß schälen und sofort durch die Kartoffelpresse drücken. Heiße Milch untermengen und mit einem Schneebesen glatt rühren. Mit Muskat und Salz würzen. Nach Bedarf kann man etwas Butter unterheben.

TIPP: Bei Blähungen oder Durchfall verwenden Sie laktosefreie Milch.

Energie	Eiweiß	Fett	KH
248 kcal	8 g	10 g	30 g

FENCHELGEMÜSE A B E M O Ü V

Zutaten für 2 Portionen:

- 300 g Fenchelknollen
- 50 ml Milch (3,5 %)
- 1 TL Butter
- 1 TL Mehl
- 125 ml Gemüsebrühe
- 1 TL Petersilie
- Salz, Muskatnuss

Zubereitung:
Fenchel putzen, halbieren, feinblättrig schneiden und in heißer Butter kurz andünsten. Mit Mehl bestäuben, kurz umrühren und mit Gemüsebrühe aufgießen. Milch zugeben und Fenchel weich kochen. Mit Salz und Muskat abschmecken und vor dem Servieren mit der gehackten Petersilie bestreuen.

Energie	Eiweiß	Fett	KH
109 kcal	5 g	7 g	7 g

GEKOCHTER KAROTTENSALAT A B D E M Ü

Zutaten für 2 Portionen:

- 300 g Karotten
- 1 TL Butter
- 1 TL Mehl (glatt)
- Salz
- 1 Prise Zucker
- 1 TL Petersilie (gehackt)

Zubereitung:
Die Karotten waschen, schälen, in Scheiben schneiden und in wenig Salzwasser weich dünsten. Butter hineingeben und mit Mehl bestäuben. Gut umrühren, nochmals kurz köcheln lassen, eventuell mit Zucker abschmecken und gehackte Petersilie einrühren.

TIPP: Bei starkem Durchfall kochen Sie die Karotten sehr weich oder pürieren Sie sie nach dem Kochen.

Energie	Eiweiß	Fett	KH
78 kcal	2 g	4 g	8 g

ROTE-RÜBEN-APFEL-ROHKOST A D M ☺ V

Zutaten für 1 Portion:

- 200 g Rote Rüben (gekocht)
- 1 kleiner Apfel
- 2 EL Joghurt (3,5 %)
- 1 TL Mayonnaise
- Salz, Kümmel (gemahlen)
- Zitronensaft

Zubereitung:
Rote Rüben grob raspeln. Apfel schälen und ebenfalls grob raspeln, mit etwas Zitronensaft beträufeln. Joghurt mit Mayonnaise glatt rühren, Rote Rüben und Apfel untermengen, gut vermischen und mit Salz und Kümmel abschmecken.

Energie	Eiweiß	Fett	KH
189 kcal	4 g	7 g	27 g

ROTE-RÜBEN-SALAT A B D ☺ Ü V

Zutaten für 2 Portionen:

- 300 g Rote Rüben
- etwas Essig
- Salz, Kümmel (gemahlen)
- ½ TL Kristallzucker
- 1 TL Maiskeimöl

Zubereitung:
Rote Rüben waschen und in leicht gesalzenem Wasser weich kochen. Abseihen, kurz abkühlen lassen, schälen und feinblättrig schneiden. Eine Marinade aus Salz, Zucker, Essig, Öl, Kümmel und Wasser zubereiten, kurz aufkochen und die heiße Marinade zu den Roten Rüben geben. Zugedeckt ziehen lassen.

Energie	Eiweiß	Fett	KH
76 kcal	2 g	3 g	11 g

TIPP: Man kann auch schon fertig gekochte Rote Rüben kaufen.

ENDIVIENSALAT MIT JOGHURTDRESSING A M

Zutaten für 1 Portion:

- 200 g Endiviensalat
- 1 EL Maiskeimöl
- 150 g Joghurt (3,5 %)
- 1 Prise Kristallzucker
- Balsamicoessig
- Salz

Zubereitung:
Endiviensalat etwas wässern, dann nudelig schneiden. Aus Joghurt, Öl, Zucker, Essig und Salz eine Marinade herstellen und über den Salat geben.

Energie	Eiweiß	Fett	KH
55 kcal	2 g	4 g	2 g

DILL-BUTTERBOHNEN A B M O Ü V

Zutaten für 2 Portionen:

- 300 g gelbe Butterbohnen (auch tiefgekühlt)
- 1 EL Butter
- 1 EL Mehl (glatt)
- 50 ml klare Suppe
- 100 ml Milch (1,5 %)
- ½ Bund Dill
- Salz
- Zitronensaft

Zubereitung:
Butterbohnen putzen, in etwa 2 cm lange Stücke schneiden, dann in kochendem Salzwasser bissfest garen, abseihen und gut abtropfen lassen. Dillspitzen fein hacken. In einem Topf Butter erhitzen, mit Mehl bestäuben, kurz anschwitzen und mit Suppe aufgießen. Glatt verrühren, damit keine Klümpchen entstehen, dann Milch dazugeben. Mit dem Schneebesen gut durchrühren und aufkochen lassen. Mit Salz und Zitronensaft abschmecken. Dill unterrühren und zum Schluss die Bohnen unterheben.

Energie	Eiweiß	Fett	KH
163 kcal	7 g	10 g	11 g

DESSERTS

TOPFENPUDDING A E M O ☺ Ü

Zutaten für 4 Portionen:

- 500 ml Milch (1,5 %)
- 250 g Topfen (10 % F. i. T.)
- 40 g Zucker
- 1 Pkg. Puddingpulver
- 1 Pkg. Vanillezucker

Zubereitung:

4 EL kalter Milch mit Puddingpulver und Zucker glatt rühren. Restliche Milch aufkochen und Puddingpulver rasch einrühren. Unter ständigem Rühren aufkochen, vom Herd nehmen und abkühlen lassen. In den noch nicht festen Pudding den Topfen einrühren.

TIPP: Sehr gut schmeckt der Topfenpudding mit Fruchtpüree (z. B. Erdbeer- oder Pfirsichpüree). Diese Kombination jedoch bitte nicht bei Entzündungen im Mundbereich verzehren.

TIPP: Verwenden Sie bei Blähungen laktosefreie Milch.

Energie	Eiweiß	Fett	KH
196 kcal	12 g	3 g	29 g

TOPFEN-PFIRSICH-CREME A B E M O ☺ Ü

Zutaten für 1 Portion:

- 50 g Pfirsich (aus der Dose)
- 100 g Topfen (20 % F. i. T.)
- 50 g Buttermilch
- 1 TL flüssiger Honig
- Zitronensaft

Zubereitung:

Topfen mit Buttermilch und Honig glatt rühren. Pfirsich kleinwürfelig schneiden und unter die Topfenmasse rühren. Die Creme mit etwas Zitronensaft abschmecken.

Energie	Eiweiß	Fett	KH
185 kcal	13 g	5 g	22 g

HIMBEERREIS A M O Ü

Zutaten für 2 Portionen:

- 150 ml Milch (1,5 %)
- 30 g Rundkornreis
- 1 Blatt Gelatine
- 150 g Joghurt (1 %)
- 50 g Himbeeren (frisch oder tiefgekühlt)
- 2 TL Zucker

Zubereitung:

Milch mit Zucker in einem Topf aufkochen, den Reis dazugeben und unter häufigem Umrühren weich dünsten. Gelatine in kaltem Wasser einweichen, ausdrücken, in den heißen Milchreis geben und unterrühren. Abkühlen lassen und das Joghurt einrühren. Anschließend vorsichtig die Himbeeren unterheben. Auf 2 Schüsseln aufteilen und kalt stellen.

TIPP: Verwenden Sie bei Blähungen laktosefreie Milch.

Energie	Eiweiß	Fett	KH
184 kcal	7 g	3 g	32 g

BUTTERMILCHTERRINE A B E M O ☺ Ü

Zutaten für 10 Portionen:

- 500 ml Buttermilch
- 250 g Topfen (10 % F. i. T.)
- 250 ml Schlagsahne
- ausgepresster Saft von 1–2 Bio-Zitronen
- abgeriebene Schale von 1 Bio-Zitrone
- 120 g Staubzucker
- 1 Pkg. Vanillezucker
- 14 Blätter Gelatine
- Fruchtcocktail aus der Dose

Zubereitung:

Gelatine in kaltem Wasser ca. 5 Min. einweichen. Topfen mit Staubzucker und Vanillezucker cremig rühren. Buttermilch und Zitronenschale dazugeben. Die gequollene Gelatine im erwärmten Zitronensaft auflösen und unter die Masse rühren. Sahne schlagen, vorsichtig unter die Masse heben. Zum Schluss Fruchtcocktail unterheben. Eine Kastenform so mit Frischhaltefolie auslegen, dass alle Wände bedeckt sind. Die Masse einfüllen und im Kühlschrank fest werden lassen (mind. 2 Std.). Fertige Buttermilchterrine aus der Form stürzen.

TIPP: Bei Entzündungen im Mundbereich verzichten Sie bitte auf den Zitronensaft.

Energie	Eiweiß	Fett	KH
218 kcal	8 g	8 g	28 g

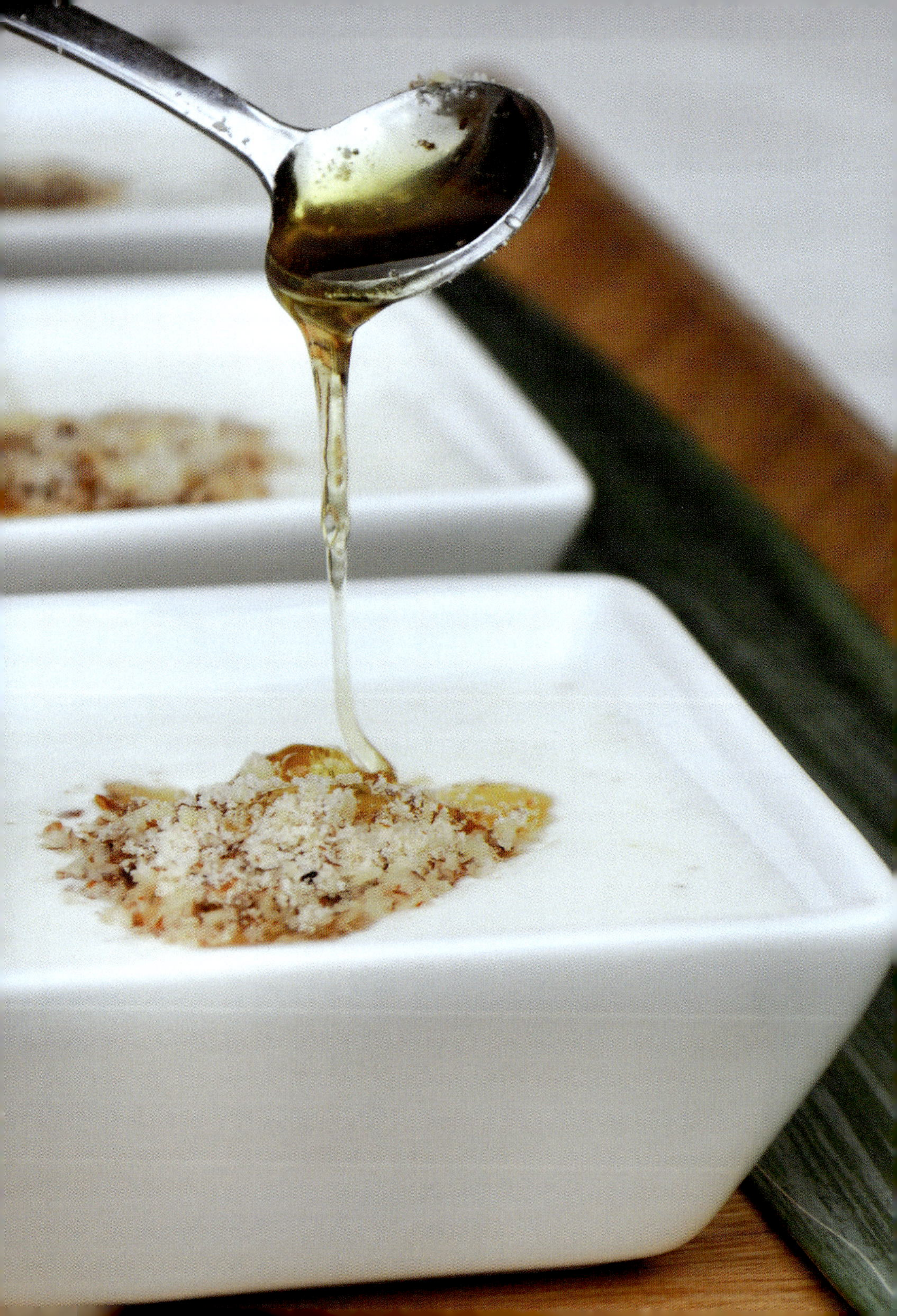

HONIG-MANDEL-CREME A E M O ☺ Ü

Zutaten für 1 Portion:

- 150 g Topfen (10 % F. i. T.)
- 100 ml Milch (1,5 %)
- 1 TL flüssiger Honig
- 1 TL Mandeln (gerieben)
- etwas Schale von 1 Bio-Zitrone
- 1 Messerspitze Vanillemark

Zubereitung:
Topfen gut mit Milch verrühren; mit Honig, Mandeln, Zitronenschale und Vanille vermischen.

Energie	Eiweiß	Fett	KH
215 kcal	22 g	7 g	15 g

ORANGENCREME A B M ☺ Ü V

Zutaten für 2 Portionen:

- 150 g Sojajoghurt (natur)
- 250 ml Orangensaft
- 1 EL Speisestärke
- 1 Pkg. Vanillezucker
- 2 EL Zucker
- 100 g Himbeeren

Zubereitung:
Orangensaft mit Zucker und Speisestärke glatt rühren. In einem Topf unter ständigem Rühren aufkochen und so lange köcheln lassen, bis die Masse leicht eingedickt ist. Auskühlen lassen, dabei ab und zu umrühren. Joghurt mit Vanillezucker cremig aufschlagen und unter die ausgekühlte Orangencreme ziehen. Mit Himbeeren garnieren.

Energie	Eiweiß	Fett	KH
208 kcal	5 g	3 g	39 g

APFELBISKUIT A B D E Ü

Zutaten für 8 Portionen:

- 3 Eier
- 100 g Zucker
- 100 g Mehl
- abgeriebene Schale von ½ Bio-Zitrone
- Zimt
- 1 TL Butter
- 1 TL Zitronensaft
- 500 g Äpfel

Zubereitung:
Backofen auf 150° C (Umluft 135° C) vorheizen. Die Eier zusammen mit dem Zucker schaumig rühren. Nach und nach Mehl, Zitronenschale und Zimt untermengen. Äpfel waschen, Kerngehäuse entfernen und Äpfel in Würfel schneiden. Diese in eine mit Butter ausgefettete Kasserolle geben, mit Zitronensaft beträufeln und mit etwas Zimt und Zucker bestreuen. Die Biskuitmasse darübergießen und im Backofen etwa 60 Min. langsam backen.

Energie	Eiweiß	Fett	KH
163 kcal	4 g	3 g	28 g

JOGHURTSCHNITTEN A B D E M Ü

Zutaten für 12 Stück:

- 4 Eigelb
- 4 Eiweiß
- 120 g Zucker
- 120 g Mehl
- 4 EL heißes Wasser

Füllung:

- 600 g Joghurt
- 100 g Staubzucker
- 1/16 l Zitronen-/Orangensaft
- 6 Blatt Gelatine
- 20 g Marillenmarmelade

Zubereitung:
Eigelb, Zucker und Wasser aufschlagen. Mehl und steif geschlagenen Eischnee unterheben, in eine höhere Tortenform füllen. Biskuit bei 200° C ca. 10 Min. backen und auskühlen lassen. Gelatine im kalten Wasser einweichen, danach gut ausdrücken und im Zitronen- bzw. Orangensaft auflösen. Für die Füllung Joghurt, Staubzucker und aufgelöste Gelatine vermengen. Biskuit mit etwas Marmelade bestreichen. Füllung daraufstreichen und einige Stunden kühlen.

TIPP: Bei Entzündungen im Mundbereich verzichten Sie bitte auf den Zitronen- bzw. Orangensaft.

Energie	Eiweiß	Fett	KH
142 kcal	6 g	3 g	21 g

VANILLEÄPFEL A E M O ☺ Ü

Zutaten für 2 Portionen:

- 2 Äpfel
- 1 EL Zucker
- Gewürznelken, Zimtrinde
- 1 TL Zitronensaft
- 300 ml Milch (1,5 %)
- 2 EL Vanillepuddingpulver
- 1 EL Zucker
- evtl. Preiselbeerkompott zum Garnieren

Zubereitung:
300 ml Wasser mit 1 EL Zucker, Gewürznelken und 1 Stück Zimtrinde aufkochen. Zitronensaft dazugeben und 10 Min. ziehen lassen. Äpfel schälen, vierteln und das Kerngehäuse entfernen. Im vorbereiteten Sud kernig weich dünsten. Puddingpulver mit Zucker vermischen und mit 4 EL kalter Milch glatt rühren. Die restliche Milch aufkochen, das Puddingpulver unter ständigem Rühren untermengen. Verrühren. Die Äpfel auf die Schüsseln verteilen, die abgekühlte Vanillesauce darübergießen und eventuell mit Preiselbeerkompott garnieren.

Energie	Eiweiß	Fett	KH
243 kcal	6 g	4 g	47 g

ELEKTROLYTGETRÄNKE

ISOTONISCHES TEEGETRÄNK D E M Ü

Zutaten:

- 2 Beutel Tee (schwarzer Tee, Kräutertee)
- 1 l kochendes Wasser
- 40 g Glukose (Traubenzucker, „Dextropur")
- 1 Messerspitze (1 g) Salz

Zubereitung:
Den Tee zur Entfaltung der stopfenden Wirkung ca. 15 Min. ziehen lassen. Mit Glukose und Salz verrühren. Es ist wichtig, die angegebenen Mengen einzuhalten, damit das Getränk vom Körper gut aufgenommen wird.

ISOTONISCHES FRUCHTSIRUPGETRÄNK D E M Ü

Zutaten:

- 60 ml Fruchtsirup (z. B. Holunderblütensirup, nicht zuckerreduziert)
- 940 ml Trinkwasser
- 1 Messerspitze (1 g) Salz

Zubereitung:
Sirup mit abgekochtem Wasser oder Tafelwasser aufgießen und Salz darin auflösen.

ISOTONISCHES KAROTTENGETRÄNK D E M Ü

Zutaten:

- 500 ml Bio-Karottensaft
- 500 ml Wasser
- 1 Messerspitze (1 g) Salz

Zubereitung:
Alle Zutaten miteinander vermischen.

TIPP: In der Gastronomie erhältliche Salzpäckchen enthalten genau 1 g Salz.

ISOTONISCHES COLAGETRÄNK D E M Ü

Zutaten:

- 500 ml Coca Cola
- 500 ml Coca Cola light (bzw. Coca Cola Zero)
- 1 Messerspitze (1 g) Salz

Zubereitung:
Alle Zutaten miteinander vermischen. Ein großes Gefäß verwenden, da das Getränk nach Salzzugabe sehr stark schäumt.

ENERGIEREICHE ERNÄHRUNG

Zur energie- und eiweißreichen Ernährung finden Sie hier einige Tipps:

Tipps für energie- und eiweißreiche Ernährung:

- Sie können mehrere kleine Mahlzeiten (6–8) über den Tag verteilt essen.
- Frühstücken Sie ausgiebig – erfahrungsgemäß toleriert der Körper am Morgen die größte Nahrungsmenge.
- Planen Sie häufig Zwischenmahlzeiten ein, z. B. Dessertjoghurt, Sauermilchgetränke, kleine Mehlspeisen, Müsli, Schokoriegel und Fruchtmüsliriegel mit Oblaten, Obst, frisches Kompott oder kleine belegte Brötchen, Trinknahrungen ...
- Halten Sie an einem Ort, an dem Sie öfter vorbeigehen, eine kleine Schale mit Nüssen, Trockenobst oder Knabbereien bereit. Das regt zum Hingreifen an.
- Sie sollten mindestens 2–3 EL Öl pro Tag verwenden. Vor allem pflanzliche Öle wie Raps-, Walnuss-, Soja- und Leinsamenöl sind zu bevorzugen. Verfeinern Sie Gerichte mit Butter oder Margarine, z. B. Reis, Nudeln, Gemüsebeilagen, Aufstriche ... Cremesuppen, Saucen oder auch Desserts können mit Sahne, Rahm oder Crème fraîche abgeschmeckt werden.
- Gemüse- und Obstsäfte bringen zusätzliche Kalorien. Tipp: Auch fruchtige Trinknahrungen können mit Wasser aufgespritzt werden und schmecken gekühlt besonders frisch.
- Zur Eiweißanreicherung ist z. B. all in® PURE, FortiFit® Pulver oder Resource instant protein® und zur Energieanreicherung Fortimel Pulver® in der Apotheke erhältlich. Diese Module können zum Anreichern von Cremesuppen, Saucen, Desserts, Milchprodukten und -speisen verwendet werden. Soll ein geschmacksneutrales Kohlenhydratpulver eingesetzt werden, da eine Abneigung gegen die oben genannten Produkte besteht, so eignet sich Maltodextrin. Maltodextrin 6® ist zum Beispiel ein nicht süß schmeckendes Pulver aus der Apotheke und kann in alle Getränke (auch klare) und Speisen eingerührt werden (nicht für Diabetiker:innen geeignet).
- Zusätzlich helfen Trinknahrungen (Astronautenkost), den Ernährungszustand auf einfache Weise zu verbessern. Diese sind im Supermarkt im Reformregal (all in®), in der Apotheke (all in®, Ensure®, Fortimel®, Resource®) oder über die Firmen direkt (Abbot, all in, Fresenius, Nutricia) erhältlich. Genießen Sie die Zusatznahrung gekühlt und eventuell mit Wasser verdünnt. Produkte mit Kakao- oder Kaffeegeschmack kann man auch erwärmen und sozusagen als „Ersatz“ für die richtigen Getränke verwenden. Die neutralen Geschmacksvarianten können zum Anreichern von Speisen verwendet werden und liefern Ihnen somit Kalorien, Eiweiß, Vitamine und Mineralstoffe.

Wichtig beim Erwärmen von Trink- und Zusatznahrungen:

- erst kurz vor dem Servieren zugeben oder nur mäßig erhitzen (ca. 60° C)
- ideal: Machen Sie einen Temperaturausgleich oder lassen Sie die Speise kurz auskühlen. (Temperaturausgleich: Gießen Sie in ein separates Gefäß ca. einen Schöpfer der Speise und rühren Sie die Trink- oder Zusatznahrung langsam unter. Anschließend fügen Sie das Gemisch wieder der Speise zu.)

Bei sämtlichen Rezepten aus dem Teil „Gesunde Ernährung“ und „Leicht bekömmliche Ernährung“ kann der Fettgehalt erhöht werden (durch Austausch von mageren gegen vollfette oder sahnige Milchprodukte, hochwertige Öle und Butter). Die Rezepte können auch zusätzlich mit Modulen, Trink- und Zusatznahrungen angereichert werden und sind somit bei Mangelernährung geeignet.

Anhand der folgenden Symbole bzw. Abkürzungen sehen Sie auf einen Blick, welche Rezepte besonders für Sie geeignet sind (siehe dazu auch die Übersichtstabelle ab S. 128):

- **A** Appetitlosigkeit
- **B** Blähungen
- **D** Durchfall
- **E** Entzündungen im Mundbereich
- **M** Mundtrockenheit
- **O** Osteoporose
- ☺ stimmungsaufhellend
- **Ü** Übelkeit
- **V** Verstopfung

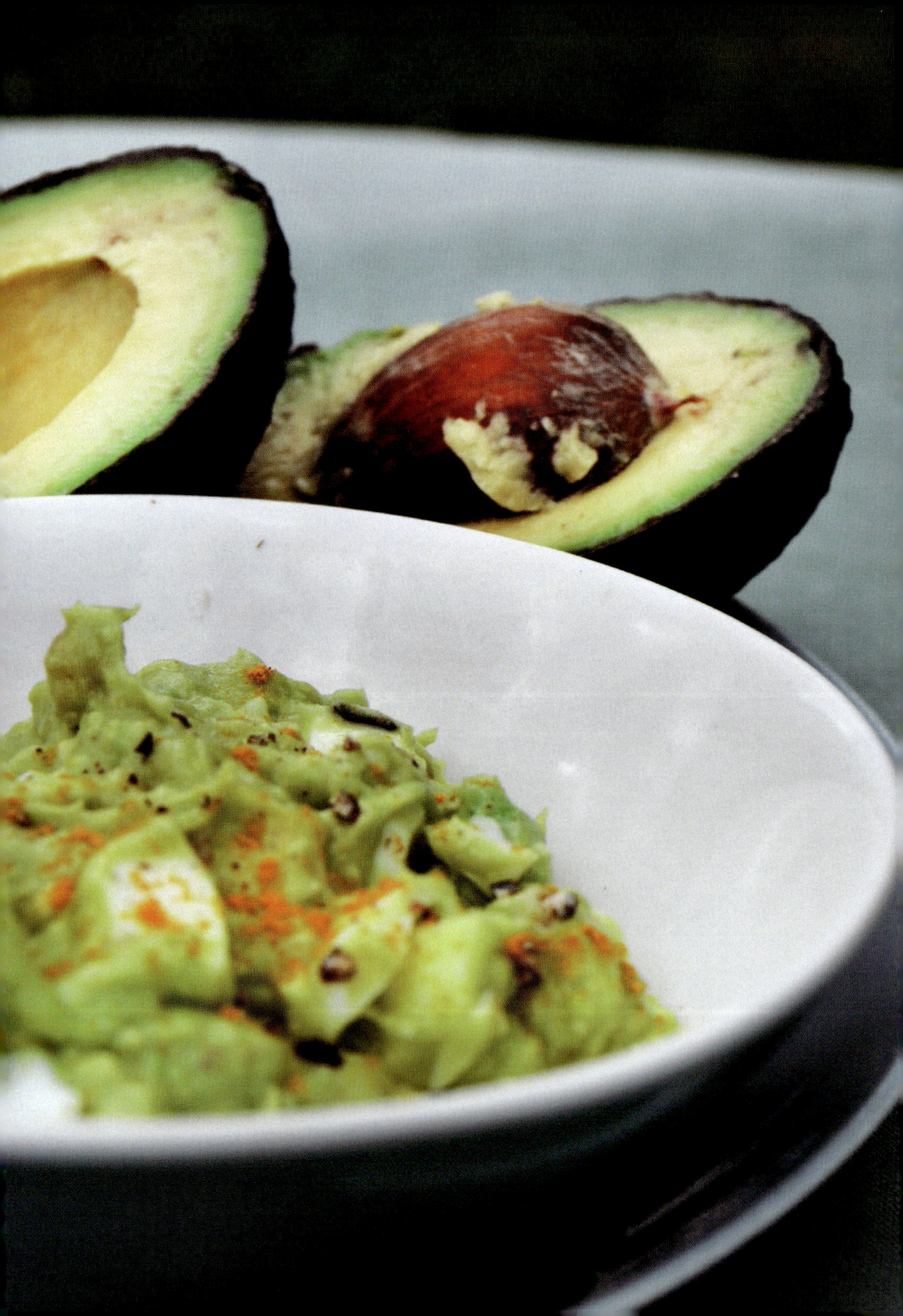

AUFSTRICHE

AVOCADOAUFSTRICH (A) (M) (☺) (V) (📷)

Zutaten für 2 Portionen:

1 Avocado
2 kleine Eier
1 TL Zitronensaft
Currypulver
Salz, Pfeffer

Zubereitung:
Eier hart kochen, schälen und fein hacken. Avocado halbieren, Avocadofleisch mit einem Löffel aus der Schale heben und zusammen mit Zitronensaft mit einem Mixstab fein pürieren. Ausgekühlte Eier untermengen; mit Salz, Currypulver und Pfeffer abschmecken.

Energie	Eiweiß	Fett	KH
242 kcal	8 g	23 g	1 g

EI-KRÄUTER-AUFSTRICH (A) (E) (M) (O)

Zutaten für 4 Portionen:

150 g Topfen (10 % F. i. T.)
60 g Butter
6 Eier
2 EL Sauerrahm
1 TL Senf
Salz
frische Kräuter nach Belieben (z. B. Petersilie, Dill, Basilikum, Schnittlauch)

Zubereitung:
Eier hart kochen, schälen und fein hacken. Butter schaumig rühren, mit Topfen und Sauerrahm glatt verrühren. Ausgekühlte Eier untermengen. Kräuter fein hacken, unter die Topfenmasse geben, mit Senf und Salz abschmecken.

Energie	Eiweiß	Fett	KH
293 kcal	17 g	24 g	3 g

SCHINKENAUFSTRICH A B E M Ü

Zutaten für 2–3 Portionen:

- 1 Pkg. (175 g) Frischkäse
- 2 Eier
- 100 g Schinken
- 1 TL Senf
- evtl. Kümmel (gemahlen)
- evtl. Salz

Zubereitung:
Eier hart kochen, schälen und mit einer Gabel zerdrücken. Mit Frischkäse und Senf glatt rühren. Schinken faschieren oder fein schneiden und unter die Frischkäsemasse geben. Eventuell mit Kümmel und Salz abschmecken.

Energie	Eiweiß	Fett	KH
326 kcal	18 g	28 g	2 g

MAKRELENAUFSTRICH O ☺

Zutaten für 4 Portionen:

- 200 g Topfen (20 % F. i. T.)
- 1 geräucherte Makrele (ca. 150 g)
- 2 Eier
- 100 g Sauerrahm
- Salz

Zubereitung:
Eier hart kochen, schälen und auskühlen lassen. Von der Makrele Kopf und Schwanz entfernen, den Fisch häuten und von den Gräten befreien. Makrele, Eier, Sauerrahm und Topfen mit einem Mixstab pürieren und mit Salz abschmecken.

Energie	Eiweiß	Fett	KH
232 kcal	19 g	15 g	3 g

KLEINE SPEISEN

AVOCADO-PAPAYA-SALAT MIT MOZZARELLA

A B M O ☺ V

Zutaten für 4 Portionen:

- 1 Papaya
- 1 reife Avocado
- 1 Salatgurke
- 250 g Cocktailtomaten
- 125 g Kopfsalat
- 1 Bio-Limette
- 2 Schalotten
- 300 g Mozzarella
- 2 EL Dijonsenf
- 1 EL Honig
- 3 EL Olivenöl
- 2 cm frischer Ingwer
- Salz, Chilipulver
- 40 g Walnüsse (gehackt)

Zubereitung:

Ingwer und Schalotten schälen und sehr fein würfeln. Limette gut waschen, Schale abreiben und Saft auspressen. Limettensaft mit Honig, Senf, Salz, Chili und Olivenöl verrühren. Mozzarella abtropfen lassen und würfeln. Walnüsse fein hacken. Tomaten und Gurke in Würfel, Salat in Streifen schneiden. Papaya schälen, längs halbieren, Kerne entfernen und das Fruchtfleisch würfelig schneiden. Avocado längs halbieren, entkernen, das Fruchtfleisch aus der Schale lösen und ebenfalls würfeln. Alle Zutaten miteinander vermischen und anrichten.

Energie
465 kcal
Eiweiß
18 g
Fett
39 g
KH
11 g

PFIRSICH-MANDEL-SHAKE

A B M O ☺ Ü V

Zutaten für 1 Portion:

- 150 ml Joghurt (3,5 %)
- 2 EL Mandeln (gerieben)
- 1 Pfirsich
- 1 TL Leinöl
- 1 TL Zucker

Zubereitung:

Pfirsich halbieren, entkernen, bei Bedarf schälen und in grobe Würfel schneiden. Pfirsichwürfel mit allen anderen Zutaten mit dem Mixstab zu einem cremigen Shake pürieren.

Energie
296 kcal
Eiweiß
9 g
Fett
19 g
KH
22 g

THUNFISCH-VOLLKORNREIS-SALAT ☺ V

Zutaten für 2 Portionen:

- 100 g Vollkornreis
- ½ Salatgurke
- 1 Fleischtomate
- ½ Bund Frühlingszwiebeln
- ½ Bund Petersilie
- 1 Dose Thunfisch (natur)
- 2 EL Balsamicoessig
- 2 EL Olivenöl
- 50 g schwarze Oliven
- Salz, Pfeffer

Zubereitung:

Reis in Salzwasser kochen. Gurke schälen und kleinwürfelig schneiden. Tomate kurz mit heißem Wasser überbrühen, dann schälen. Tomate in Hälften schneiden, entkernen und das Fruchtfleisch klein würfeln. Frühlingszwiebeln putzen und in feine Ringe schneiden. Petersilie fein hacken. Thunfisch abgießen und mit einer Gabel zerkleinern, zusammen mit dem Gemüse unter den Reis heben. Aus Essig, Öl, Salz und Pfeffer eine Marinade herstellen. Mit den Oliven unter den Salat geben und ca. 1 Std. ziehen lassen.

Energie	506 kcal
Eiweiß	18 g
Fett	28 g
KH	43 g

ÜBERBACKENER AVOCADO-TOAST A O ☺ V

Zutaten für 2 Portionen:

- 2 Scheiben Toastbrot
- 1 TL Butter
- 1 Tomate
- ½ Avocado
- 1 EL Sauerrahm
- 1 EL Zitronensaft
- 1 EL Walnüsse (gehackt)
- 50 g Edamer Käse (gerieben)
- Salz, Pfeffer (frisch gemahlen)

Zubereitung:

Backofen auf 200° C vorheizen. Tomate in Scheiben schneiden. Toastscheiben kurz rösten, dann mit Butter bestreichen und mit Tomatenscheiben belegen. Avocado halbieren, Steine und Schale entfernen und Fruchtfleisch mit Zitronensaft und Sauerrahm pürieren. Mit Salz und Pfeffer würzen und gehackte Walnüsse unterheben. Avocadomasse auf Toastscheiben verteilen, mit geriebenem Edamer bestreuen und im Backofen überbacken, bis der Käse goldbraun ist. Sofort servieren.

Energie	366 kcal
Eiweiß	11 g
Fett	29 g
KH	15 g

ROTER HERINGSSALAT M O ☺ V

Zutaten für 2 Portionen:

- 2 Heringsfilets aus dem Glas (ca. 200 g)
- 1 Apfel
- 2 Eier
- ½ Sellerieknolle
- 4 Gewürzgurken
- 200 g Rote Rüben (gekocht)
- 1 Schalotte
- 150 g Joghurt (3,5 %)
- 125 g Sauerrahm
- Salz, Pfeffer aus der Mühle
- Saft von ½ Zitrone
- evtl. Zucker

Zubereitung:
Eier hart kochen. Abkühlen lassen, schälen und würfeln. Apfel schälen, vom Kerngehäuse befreien und anschließend würfeln. Sellerie schälen, weich kochen und in Würfel schneiden. Rote Rüben und Gewürzgurken ebenfalls würfeln. Schalotte schälen und fein würfeln. Das anhaftende Öl von den Heringsfilets abtupfen und Fisch in kleine Stücke schneiden. Alle Zutaten in eine Schüssel geben und vermischen. Sauerrahm und Joghurt mit Salz und Pfeffer abschmecken und unterrühren. Bei Bedarf mit Zitronensaft und Zucker abschmecken.

Energie
523 kcal
Eiweiß
32 g
Fett
32 g
KH
25 g

SUPPEN

FENCHELCREMESUPPE A B D M O Ü V

Zutaten für 2 Portionen:

- 1 Fenchelknolle (ca. 300 g)
- 1 Frühlingszwiebel
- 1 EL Butter
- 1 TL Mehl (glatt)
- 250 ml Rindsuppe
- 125 ml Schlagsahne bzw. Crème fraîche
- 25 ml Weißwein
- 2 Eier (hart gekocht)
- Salz

Zubereitung:

Eier schälen und vierteln. Strunk von der Fenchelknolle entfernen und sie dann in dünne Scheiben schneiden. Frühlingszwiebel putzen, fein hacken, in heißer Butter kurz andünsten, die Fenchelscheiben dazugeben und alles gut anrösten. Mit Mehl bestäuben, mit Wein ablöschen und dann mit Rindsuppe aufgießen. Suppe köcheln lassen, bis der Fenchel weich ist, danach pürieren. Sahne bzw. Créme fraîche einrühren, die Suppe nochmals erhitzen, salzen, aufschlagen und mit den hart gekochten Eiern als Einlage servieren.

TIPP: Bei Blähungen und Durchfall verzichten Sie auf hart gekochte Eier und Frühlingszwiebeln in der Suppe.

Energie	Eiweiß	Fett	KH
512 kcal	20 g	43 g	11 g

SCHNELLE PARMESANSUPPE A M O ☺

Zutaten für 2 Portionen:

- 2 dicke Scheiben altbackenes Weißbrot
- 1 EL Butter
- 500 ml Rinderbouillon
- 60 ml Schlagsahne
- 8 EL (40 g) Parmesan (gerieben)
- Salz, weißer Pfeffer
- 1 Prise Kümmel (gemahlen)
- Thymianblätter

Zubereitung:

Brot kleinwürfelig schneiden und in Butter anrösten, danach mit Rindsuppe aufgießen, mit Kümmel, Salz und wenig Pfeffer würzen und ca. 15 Min. weich kochen lassen. Dann Suppe mit einem Mixstab pürieren, mit Sahne aufgießen, kurz aufkochen lassen und vom Herd nehmen. Geriebenen Parmesan mit einem Schneebesen unterrühren und vor dem Servieren mit frischen Thymianblättern garnieren.

Energie	Eiweiß	Fett	KH
498 kcal	30 g	30 g	28 g

WÄRMENDE KÜRBISCREMESUPPE (A) (B) (M) (V)

Zutaten für 2 Portionen:

- 250 g Kürbis
- 100 g mehlige Kartoffeln
- 1 kleine Zwiebel
- 1 Knoblauchzehe
- 300 ml Rindsuppe
- 1 EL Rapsöl
- 1 TL Mehl (glatt)
- 1 Stück Ingwerwurzel (ca. 1 cm)
- 60 ml Schlagsahne
- 1 EL Kürbiskernöl
- 2 EL Crème fraîche
- 2 EL Kürbiskerne
- Salz, Muskatnuss, weißer Pfeffer

Zubereitung:
Kürbis schälen und in Würfel schneiden. Kartoffeln schälen und feinblättrig schneiden. Zwiebel, Knoblauch und Ingwer schälen und fein hacken. Gehackte Zwiebeln in heißem Öl anschwitzen, Kartoffeln dazugeben und ebenfalls kurz anschwitzen, gehackten Ingwer und Knoblauch untermengen. Kürbiswürfel beigeben und kurz dämpfen. Mit Mehl bestäuben und durchrühren. Mit Suppe und Sahne auffüllen, Salz sowie Gewürze beigeben und köcheln lassen, bis der Kürbis weich ist. Kürbiskerne trocken anrösten. Suppe mit dem Mixstab fein mixen, Konsistenz eventuell mit Wasser regulieren. Crème fraîche unterrühren und die Suppe bei Bedarf nachwürzen. Je nach Geschmack etwas Kürbiskernöl auf die Oberfläche träufeln und mit Kürbiskernen bestreuen.

Energie
430 kcal
Eiweiß
13 g
Fett
34 g
KH
17 g

KALTE ROTE-RÜBEN-SUPPE (A) (M) (☺) (Ü) (V)

Zutaten für 2 Portionen:

- 2 Rote Rüben
- 2 Eier
- ½ Gurke
- 2 EL Dill (gehackt)
- 1 EL Schnittlauch (gehackt)
- 100 g Sauerrahm
- 300 g Sauermilch
- 1 EL Zitronensaft
- Salz

Zubereitung:
Rote Rüben waschen und in leicht gesalzenem Wasser kochen. Abseihen, überkühlen lassen, dann schälen und in feine Streifen schneiden. (Es können auch schon fertig gekochte Rote Rüben gekauft werden.) Eier hart kochen, auskühlen lassen, schälen und vierteln. Gurke gut waschen und kleinwürfelig schneiden. Dill fein hacken, Schnittlauch in feine Röllchen schneiden. Sauerrahm mit Sauermilch verrühren, mit Zitronensaft und Salz abschmecken und anschließend Rote Rüben, Gurke, Dill und Schnittlauch untermengen. Kalt mit gekochten Eiern servieren.

Energie
354 kcal
Eiweiß
16 g
Fett
22 g
KH
20 g

AVOCADOCREMESUPPE Ⓐ Ⓑ Ⓜ Ⓞ ☺ Ⓥ

Zutaten für 2 Portionen:

- 1 reife Avocado
- 100 g Knollensellerie
- 1 EL Mehl (glatt)
- 1 EL Butter
- 500 ml Gemüsebrühe
- 1 EL Zitronensaft
- 2 EL Crème fraîche
- Schale von ½ Bio-Zitrone
- 1 EL Petersilie (gehackt)
- Salz, Pfeffer (frisch gemahlen)

Zubereitung:

Sellerie schälen und in feine Streifen schneiden. Mehl in heißer Butter kurz anrösten, mit der Gemüsebrühe aufgießen und glatt rühren. Selleriestreifen untermengen und unter Rühren ca. 3 Min. köcheln lassen. Die Suppe auskühlen lassen. Avocado schälen, halbieren, Steine entfernen und das Fruchtfleisch mit Zitronensaft, Zitronenschale und Crème fraîche pürieren. Dann in die Suppe einrühren und die Suppe auf Esstemperatur erwärmen. Mit Salz und Pfeffer abschmecken. Vor dem Servieren mit gehackter Petersilie bestreuen.

Energie	Eiweiß	Fett	KH
468 kcal	6 g	44 g	13 g

HAUPTSPEISEN

GEBACKENES KALBSSCHNITZEL A O V

Zutaten für 2 Portionen:

- 2 Kalbsschnitzel (je ca. 120 g)
- 3 EL Haselnüsse (fein gerieben)
- 1 EL Petersilie (gehackt)
- 2 EL Weizenmehl (glatt)
- 1 kleines Ei
- 3 EL Rapsöl
- 2 Kohlrabi
- 3 Karotten
- 2 EL Butter
- 1 TL Mehl (glatt)
- 50 ml Gemüsebrühe
- 50 ml Schlagsahne
- Salz, Pfeffer

Zubereitung:
Kohlrabi und Karotten schälen und feinblättrig schneiden. In einem Topf in heißer Butter andünsten und mit Gemüsebrühe und Sahne aufgießen. Bei mittlerer Hitze ca. 7 Min. dünsten, dann mit Salz und Pfeffer würzen, mit 1 TL Mehl bestäuben und kurz köcheln lassen. Kalbsschnitzel waschen, trockentupfen und jeweils in 2 Stücke schneiden. Von beiden Seiten salzen und pfeffern. Geriebene Nüsse mit Petersilie vermischen. Ei in einem Teller verquirlen. Schnitzel zuerst im Mehl wenden, dann durch das Ei ziehen und anschließend mit der Nussmischung panieren. Im heißen Rapsöl bei mittlerer Hitze ca. 1 Min. von jeder Seite braten. Mit Gemüsebeilage und Reis oder Kartoffeln servieren.

Energie	Eiweiß	Fett	KH
704 kcal	36 g	54 g	20 g

SCHWEINEFILET MIT KÄSE ÜBERBACKEN B O

Zutaten für 4 Portionen:

- 8 Schweinefilets (ca. 500 g)
- 8 Scheiben Butterkäse (ca. 160 g)
- 8 Scheiben Schinken (ca. 120 g)
- 3 EL Rapsöl
- 2 EL Butter
- 2 EL Mehl (glatt)
- 150 ml Wasser
- Salz, Pfeffer, Kümmel

Zubereitung:
Fleisch kalt abspülen, trockentupfen und nicht zu dünn klopfen. Salzen und pfeffern, mit einer Seite in Mehl tauchen. Öl in der Pfanne erhitzen. Fleisch mit der bemehlten Seite braun anbraten, dann kurz wenden. Aus der Pfanne nehmen und auf ein gebuttertes Backblech legen. Jedes Filet mit Schinken und Butterkäse belegen, mit Kümmel bestreuen und bei extremer Oberhitze (230–240 °C) im Backofen überbacken. Bratensatz mit Mehl bestäuben, kurz rösten, mit Wasser aufgießen und durchgaren. Butter einrühren. Mit Filets servieren.

Energie	Eiweiß	Fett	KH
446 kcal	43 g	29 g	4 g

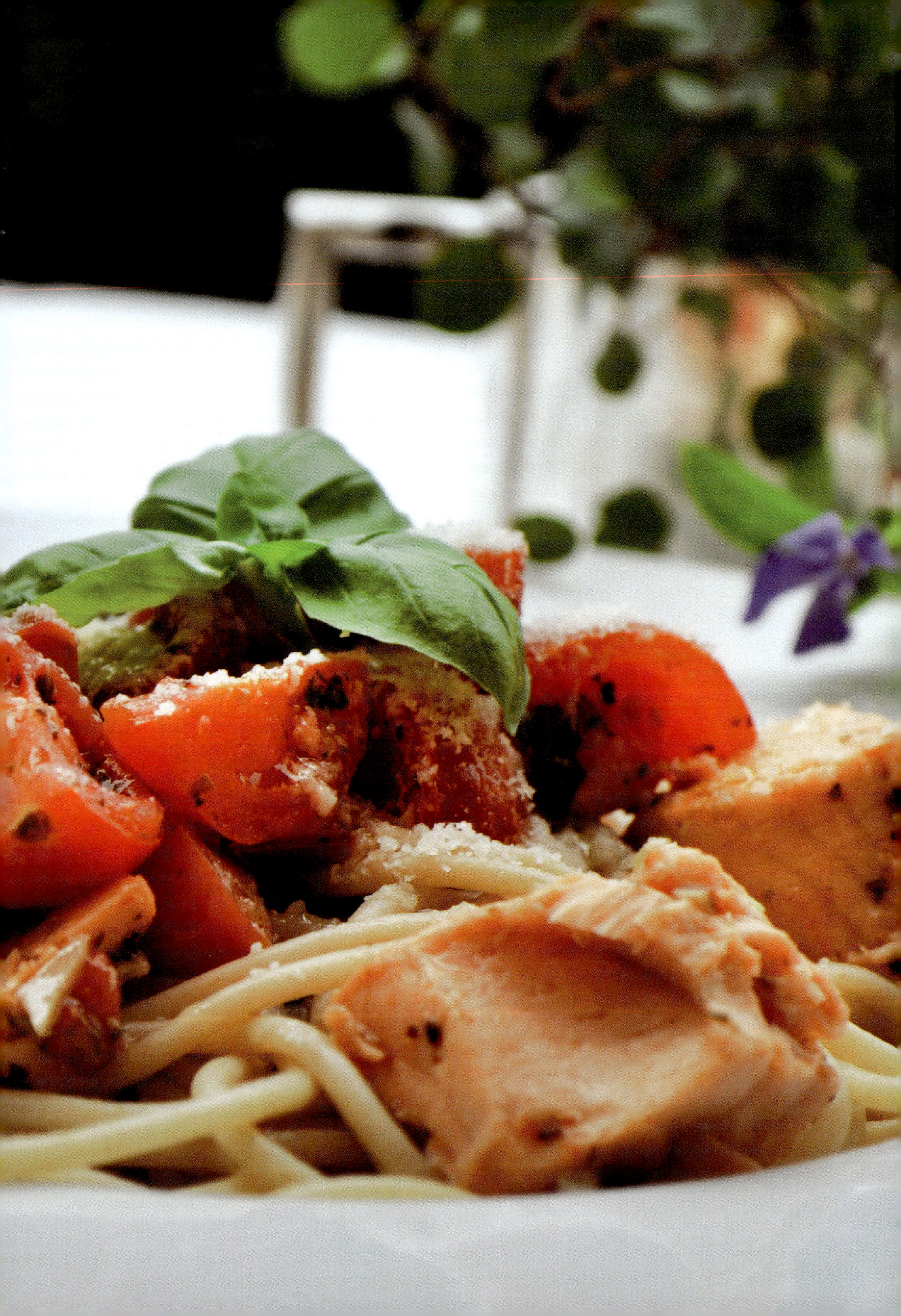

VOLLKORNSPAGHETTI MIT LACHS

Zutaten für 2 Portionen:

- 250 g Vollkornspaghetti
- 150 g Cocktailtomaten
- 150 g Wildlachsfilet
- Saft von ½ Zitrone
- 2 EL Olivenöl
- 1 Knoblauchzehe
- 1 EL Balsamicoessig
- ½ Bund Basilikum
- ½ Bund Majoran
- 50 g Parmesan
- Salz, Pfeffer (frisch gemahlen)

Zubereitung:
Nudeln nach Anleitung kochen. In der Zwischenzeit Lachsfilet würfeln und mit Zitronensaft und Salz würzen. Kräuter abzupfen und klein schneiden, Tomaten halbieren. Knoblauch schälen und fein hacken. Öl in einer Pfanne erhitzen, Lachswürfel darin anbraten, Tomaten und Knoblauch dazugeben und 1 Min. zugedeckt ziehen lassen. Kräuter und Essig untermengen und mit Salz und Pfeffer abschmecken. Nudeln abgießen und unter den Lachs geben. Mit geriebenem oder gehobeltem Parmesan sowie Salat servieren.

Energie
722 kcal
Eiweiß
40 g
Fett
27 g
KH
80 g

HÜHNERKEULEN MEDITERRAN MIT BASMATIREIS

Zutaten für 4 Portionen:

- 250 g Basmatireis
- 4 Hühnerkeulen
- 500 g Tomaten (gewürfelt, aus der Dose)
- 500 g Fenchel
- 4 EL Olivenöl
- 2 Knoblauchzehen
- 400 ml Gemüsebrühe
- 100 ml Schlagsahne
- 1 EL Paprikapulver (edelsüß)
- 1 EL Rosmarin (getrocknet)
- 1 TL Currypulver
- 1 Messerspitze Cayennepfeffer
- Salz

Zubereitung:
Fenchel putzen und in Scheiben schneiden. Knoblauchzehen schälen und fein hacken. Hühnerkeulen abspülen, trockentupfen und mit Salz, Paprika und Rosmarin einreiben. In heißem Olivenöl anbraten, danach herausnehmen und beiseitelegen. Den Backofen auf 170° C (Umluft 150° C) vorheizen. Fenchel zusammen mit Knoblauch in derselben Pfanne anbraten und dann in eine feuerfeste Form geben. Tomatenwürfel hinzufügen und mit der Gemüsebrühe aufgießen. Hühnerkeulen darauflegen. Im vorgeheizten Backofen ca. 30 Min. braten. Die Sahne unter das Gemüse geben und mit Curry, Salz und Cayennepfeffer gut abschmecken. In der Zwischenzeit den Reis nach Packungsanweisung garen. Hühnerkeulen mit Basmatireis anrichten und genießen.

Energie
675 kcal
Eiweiß
31 g
Fett
36 g
KH
56 g

GEBRATENE NUDELN MIT PUTENBRUSTFILET UND GEMÜSE O ☺ Ü V

Zutaten für 2 Portionen:

- 200 g Putenbrust
- 1 Knoblauchzehe
- 1 cm frischer Ingwer
- 1 Chilischote
- 4 EL Sojasauce
- 1 TL Speisestärke
- 3 EL Rapsöl
- 2 Karotten
- ½ kleiner Kopf Chinakohl
- ½ Stange Lauch
- 200 g Eiernudeln
- 70 g Sojasprossen
- 60 ml Geflügelbrühe
- 1 Ei

Zubereitung:
Putenbrust waschen, trockentupfen und würfelig schneiden. Knoblauchzehe und Ingwer schälen und fein hacken. Chilischote längs halbieren und entkernen. Sojasauce mit Speisestärke glatt rühren. Gehackten Knoblauch und Ingwer, Chilischoten und 1 EL Öl zugeben und das Fleisch darin mindestens 15 Min. marinieren. Karotten schälen und in feine Streifen schneiden. Chinakohl in grobe Streifen, Lauch in Ringe schneiden. Eiernudeln nach Packungsanweisung kochen und beiseitestellen. 2 EL Öl im Wok oder in einer großen Pfanne erhitzen, im Öl zuerst Fleischwürfel, dann Gemüse anbraten. Zum Schluss Nudeln und Sojasprossen unterheben und kurz mitbraten. Mit Geflügelbrühe aufgießen und mit Sojasauce abschmecken. Ei aufschlagen, verquirlen und unterrühren. Sofort servieren.

Energie	Eiweiß	Fett	KH
737 kcal	48 g	26 g	77 g

KÄSENOCKEN A E M O Ü

Zutaten für 2 Portionen:

- 150 g Topfen (20 % F. i. T.)
- 1 EL Butter
- 2 Eier
- 170 g Mehl
- 120 ml Milch (3,5 %)
- 80 g Edamer (gerieben)
- 1 EL Butter zum Schwenken
- Salz, Muskat

Zubereitung:
Eier trennen. Butter schaumig rühren, dann Eigelb beifügen und weiterrühren. Topfen, Gewürze und Salz unterrühren. Eiweiß steif schlagen. Mehl, Milch und Eischnee abwechselnd zum Butterabtrieb geben. Nach und nach so viel Milch beifügen, dass ein mittelfester Teig entsteht. Mit einem Teelöffel Nocken ausstechen und in Salzwasser kochen. Abseihen. Anschließend in zerlassener Butter schwenken. Vor dem Servieren mit geriebenem Käse bestreuen.

Energie	Eiweiß	Fett	KH
768 kcal	39 g	37 g	68 g

GEMÜSE-NUDEL-GRATIN A M O ☺ V

Zutaten für 2 Portionen:

- 200 g Spiralnudeln
- 300 g Auberginen
- 350 g Tomaten
- 1 Zwiebel
- 1 Knoblauchzehe
- 2 EL Olivenöl
- 2 EL Crème fraîche
- 60 ml Milch (3,5 %)
- 1 Ei
- 1 EL Butter
- 100 g mittelalter Gouda (gerieben)
- 1 Zweig Rosmarin
- 5 Salbeiblätter
- Salz, Pfeffer, Cayennepfeffer
- Muskatnuss (gerieben)

Zubereitung:
Auberginen putzen und längs in ca. ½ cm dicke Scheiben schneiden. Jede Scheibe im heißen Öl bei geringer Hitze von beiden Seiten hellbraun anbraten. Nudeln im Salzwasser bissfest kochen und gut abtropfen lassen. Tomaten mit heißem Wasser überbrühen, schälen und würfeln. Zwiebel und Knoblauch schälen und fein hacken. Rosmarin und Salbeiblätter ebenfalls fein hacken. ⅔ vom geriebenen Gouda mit gehackten Zwiebeln, Knoblauch und Kräutern vermischen. Auberginenwürfel, Nudeln und Tomaten schichtweise in eine große Gratinform geben. Jede einzelne Schicht mit Käsemischung, Salz und Pfeffer bestreuen. Ei versprudeln, mit Milch, Crème fraîche, Cayennepfeffer und Muskatnuss verrühren und über das Gemüse gießen. Restlichen Käse und Butterflocken darüber verteilen. Gratin in den kalten Backofen geben und auf mittlerer Schiene bei 200 °C ca. 40 Min. backen.

Energie	Eiweiß	Fett	KH
892 kcal	34 g	48 g	79 g

KÄSE-KARTOFFEL-OMELETT A E M O ☺ V

Zutaten für 1 Portion:

- 2 große Eier
- 2 mittelgroße Kartoffeln
- 1 Schalotte
- 3 Scheiben Emmentaler (70 g)
- 1 Knoblauchzehe
- 1–2 EL Butter
- 1 EL Petersilie (gehackt)
- Salz, Pfeffer

Zubereitung:
Kartoffeln in Schale kochen, nach Abkühlen schälen und kleinwürfelig schneiden. Knoblauch und Schalotte schälen und fein hacken. Emmentaler in kleine Würfel schneiden. Backofen auf 220 °C vorheizen. Schalotte und Kartoffelwürfel in einer Pfanne in der heißen Butter anbraten, Knoblauch beifügen, kurz mitrösten und dann mit Salz und Pfeffer würzen. Eier versprudeln, salzen, Emmentaler-Würfel untermengen und die Masse über die Erdäpfel gießen. Hitze etwas reduzieren und Omelett kurz backen, dann im Backofen einige Minuten fertig backen. Vor dem Servieren zusammenklappen und mit gehackter Petersilie bestreuen.

Energie	Eiweiß	Fett	KH
684 kcal	38 g	51 g	18 g

FASCHIERTE LAIBCHEN MIT FETA A B M O

Zutaten für 4 Portionen:

- 200 g Feta
- 500 g gemischtes Faschiertes (Hackfleisch)
- 1 Ei
- 2 EL Kräutermischung (frisch oder tiefgekühlt)
- 4 EL Semmelbrösel
- 2 TL Paprikapulver (scharf)
- 3 EL Rapsöl
- Salz, Pfeffer

Zubereitung:

Feta kleinwürfelig schneiden. Faschiertes mit Ei, Kräutern, Semmelbröseln, Salz, Pfeffer, Paprikapulver und Fetawürfeln gut verkneten. Öl in einer großen Pfanne erhitzen. Mit angefeuchteten Händen kleine Laibchen formen und bei mittlerer Hitze von jeder Seite je 5 Min. anbraten.

Energie	Eiweiß	Fett	KH
541 kcal	36 g	39 g	12 g

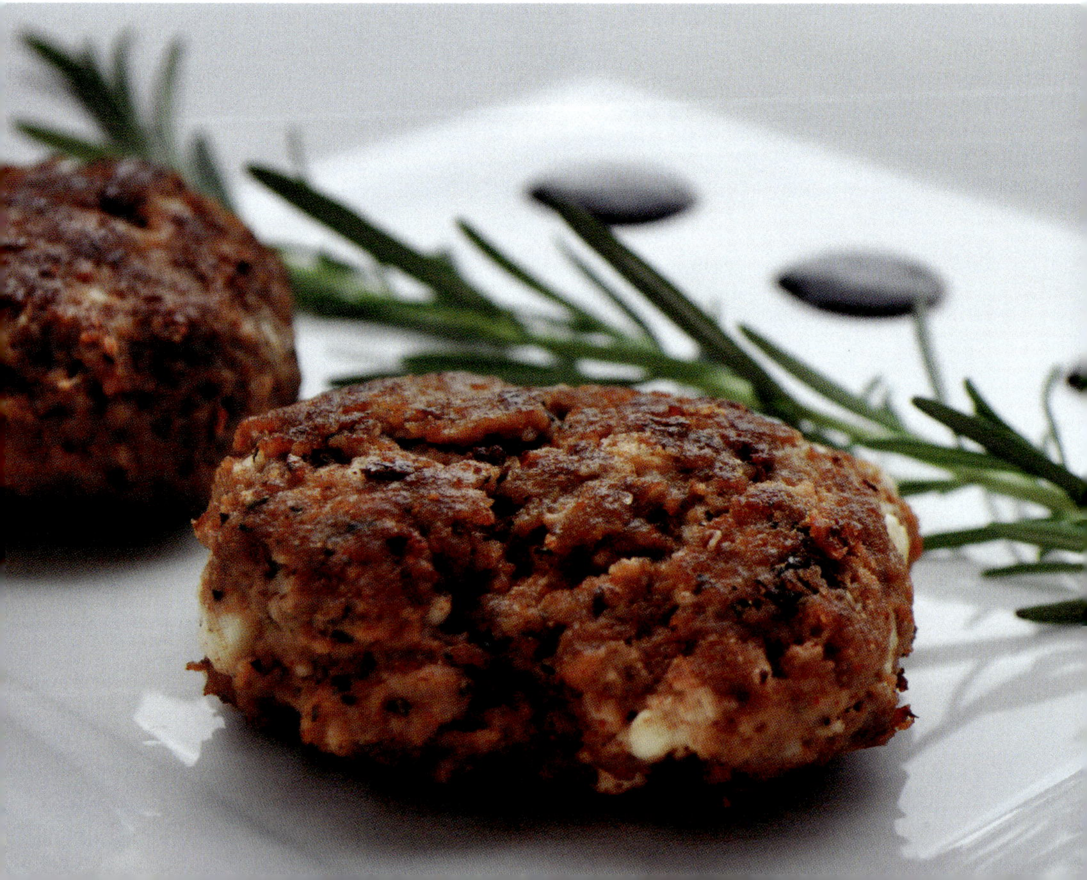

BEILAGEN

GEBACKENE KRÄUTERKARTOFFELN IM PARMESANTEIG

A O ☺ V

Zutaten für 2 Portionen:

- 400 g mehlige Kartoffeln
- 1 Ei
- 2 EL Semmelbrösel
- 4 EL Parmesan (gerieben)
- etwas glattes Mehl zum Andrücken
- Muskatnuss (gerieben)
- 1 Prise Cayennepfeffer
- 1 EL Petersilie
- Thymian, Majoran (getrocknet)
- Olivenöl
- Salz, Pfeffer

Zubereitung:
Kartoffeln waschen und im Salzwasser nicht zu weich kochen, nach dem Auskühlen schälen und in Scheiben schneiden (nicht zu dünn!). Petersilie fein hacken, mit Thymian, Majoran, Semmelbröseln und Parmesan vermengen. Ei gut versprudeln. Kartoffelscheiben mit Salz und Gewürzen würzen, dann beidseitig in Mehl andrücken und durch die Eiermasse ziehen. Zum Schluss in das Brösel-Parmesan-Gemisch drücken und von beiden Seiten in Öl braten. Fertige Kartoffelscheiben auf dem Küchenpapier gut abtropfen lassen.

Energie	Eiweiß	Fett	KH
313 kcal	12 g	12 g	37 g

CHINAKOHLSALAT MIT WEINTRAUBEN

A V

Zutaten für 2 Portionen:

- 1 kleiner Chinakohl (ca. 200 g)
- 200 g kernlose Weintrauben
- 1 EL Zitronensaft
- 1 EL Honig
- 1 Prise Salz
- Cayennepfeffer
- 3 EL Erdnussöl
- 2 EL Kürbiskerne

Zubereitung:
Chinakohl putzen, waschen und in feine Streifen schneiden. Trauben waschen und halbieren. Für die Salatsauce den Zitronensaft mit Honig, Salz, Cayennepfeffer und 2 EL Öl vermischen. Kürbiskerne in einer Pfanne in dem restlichen 1 EL Öl unter Rühren ca. 3 Min. rösten. Chinakohl, Trauben und Salatsauce mischen und mit Kürbiskernen bestreut servieren.

Energie	Eiweiß	Fett	KH
247 kcal	3 g	18 g	18 g

SELLERIE-APFEL-SALAT MIT SCHAFSKÄSE UND HASELNÜSSEN

A B M O ☺ Ü V

Zutaten für 2 Portionen:

- 1 großer Apfel
- ½ Sellerieknolle
- 50 g Schafskäse
- 2 EL Haselnüsse (gehackt)
- 2 EL Leinöl
- Salz

Zubereitung:

Sellerie schälen und kleinwürfelig schneiden, kurz im kochenden Wasser blanchieren, dann abtropfen und abkühlen lassen. Apfel entkernen und in kleine Würfel schneiden. Schafskäse würfeln, mit Sellerie, Äpfeln, Nüssen und Öl vermischen, etwas ziehen lassen und mit Salz abschmecken.

Energie	Eiweiß	Fett	KH
300 kcal	8 g	24 g	12 g

TOMATEN-MOZZARELLA-REIS

A B M O ☺ Ü

Zutaten für 2 Portionen:

- 125 g Rundkornreis
- 60 g Mozzarella
- 500 ml Gemüsebrühe
- 1 EL Olivenöl
- 1 EL Balsamicoessig
- 2 EL Tomatenmark
- 1 Prise Zucker
- Salz

Zubereitung:

Reis im heißen Öl glasig andünsten, Tomatenmark untermengen und mit ¼ der Brühe aufgießen. Bei mittlerer Hitze ca. 20 Min. köcheln lassen, häufig umrühren und nach und nach die restliche Brühe dazugießen. Mozzarella in kleine Würfel schneiden, unter den Reis geben und schmelzen lassen. Mit Salz, Zucker und Balsamicoessig würzen.

Energie	Eiweiß	Fett	KH
390 kcal	11 g	16 g	51 g

FENCHEL-ORANGEN-SALAT

A B M O ☺ Ü V

Zutaten für 2 Portionen:

- 1 Fenchelknolle
- 1 Orange
- 100 g Joghurt (3,5 %)
- 50 g Sauerrahm
- 2 EL Maiskeimöl
- 1 EL Walnüsse (gehackt)
- 1 TL Zitronensaft
- Salz

Zubereitung:

Fenchel putzen, vierteln und in dünne Streifen schneiden. Diese mit heißem Wasser kurz überbrühen, danach auskühlen lassen. Orange schälen, filetieren und in Würfel schneiden. Mit dem Fenchel vermischen. Joghurt mit Sauerrahm, Zitronensaft und Öl verrühren, mit Salz abschmecken und über das Orangen-Fenchel-Gemisch gießen. Ziehen lassen und mit gehackten Nüssen bestreuen.

Energie	Eiweiß	Fett	KH
274 kcal	8 g	21 g	13 g

DESSERTS

AVOCADO-ORANGEN-CREME A M O ☺ V

Zutaten für 2 Portionen:

- 1 große, reife Avocado
- 1 Bio-Limette
- 1 EL Orangenmarmelade
- 120 g Topfen (40 % F. i. T.)
- 50 g Joghurt (3,5 %)
- 1 EL Staubzucker

Zubereitung:
Avocado halbieren, den Stein entfernen und Fruchtfleisch mit einem Löffel aus den Hälften lösen. Limette waschen, 1 TL Schale abreiben und den Saft auspressen. Avocadofleisch mit Limettensaft und -schale vermengen und mit Orangenmarmelade pürieren. Topfen mit Joghurt und Staubzucker glatt rühren und unter die Avocadomasse geben. Fertige Creme in Gläser füllen und bis zum Servieren kalt stellen.

Energie	Eiweiß	Fett	KH
414 kcal	8 g	34 g	19 g

GEBACKENE TOPFENTORTE A E M O ☺

Zutaten für 12 Portionen:

- 5 Eier
- 250 g Butter
- 250 g Zucker
- 1 Pkg. Vanillezucker
- 1 kg Topfen (20 % F. i. T.)
- 2 Pkg. Puddingpulver Vanille
- 1 TL Backpulver

Zubereitung:
Eine Springform mit Backpapier auslegen und den Rand leicht einfetten. Backofen auf 175° C (Umluft 160° C) vorheizen. Eier trennen. Zimmerwarme Butter mit Zucker und Vanillezucker schaumig rühren, Eigelb unterheben. Den Topfen untermengen, dann Puddingpulver und Backpulver hinzufügen. Eiweiß steif schlagen und unter die Topfenmasse geben. Den Teig in die Form füllen und glatt streichen. Sofort in den Backofen schieben und etwa 1 Std. backen. Dann den Ofen ausschalten und einen Spalt breit öffnen. Den Kuchen im Backofen abkühlen lassen und dann vorsichtig aus der Form lösen.

Energie	Eiweiß	Fett	KH
400 kcal	12 g	24 g	34 g

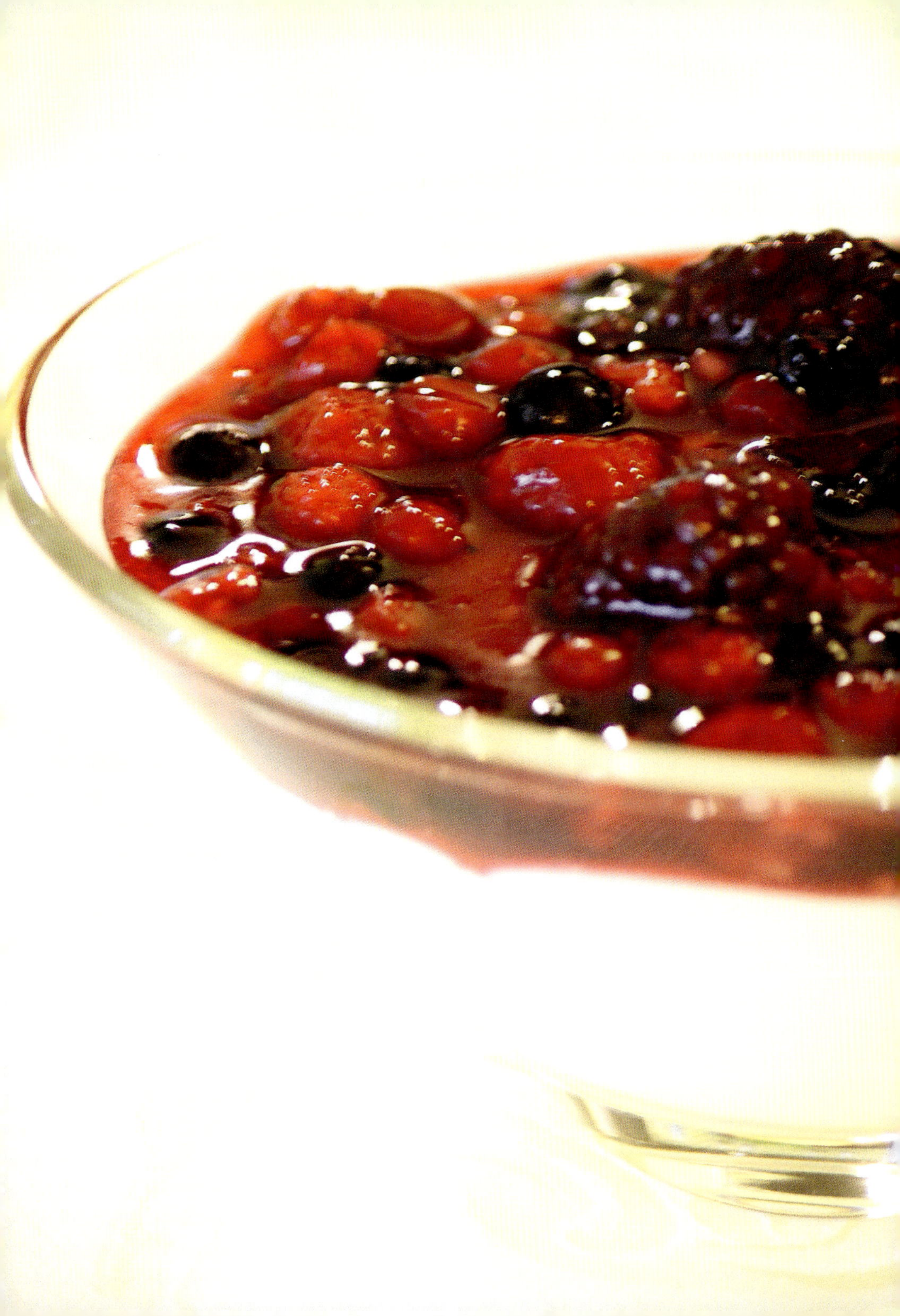

TOPFENCREME MIT BEERENKOMPOTT A M O ☺ V

Zutaten für 1 Portion:

- 100 g Topfen (20 % F. i. T.)
- 2 EL Joghurt (3,5 %)
- ½ Pkg. Vanillezucker
- 1 Prise Vanillemark
- 1 EL Leinöl
- 100 g Beerenmischung (tiefgekühlt)
- 1 TL Honig
- 1 TL Stärke

Zubereitung:
Topfen mit Joghurt, Vanillezucker, Vanillemark und Leinöl glatt rühren. Für das Beerenkompott 100 ml kaltes Wasser mit Speisestärke verrühren und in einem kleinen Topf zum Kochen bringen, Honig einrühren und kurz köcheln lassen. Die Beerenmischung unterheben und 3–4 Min. bei geringer Hitze kochen. Zusammen mit der Topfencreme servieren.

Energie	Eiweiß	Fett	KH
350 kcal	12 g	15 g	39 g

PANNA COTTA A E M O ☺

Zutaten für 2 Portionen:

- 250 ml Schlagsahne
- 3 EL Zucker
- ½ Vanilleschote
- 2 Blatt Gelatine
- 150 g Erdbeeren
- 1 EL Zitronensaft

Zubereitung:
Gelatine in kaltem Wasser einweichen. Schlagsahne und 2 EL Zucker in einen Topf geben und langsam erhitzen. Vanilleschote aufschlitzen, Mark herauskratzen und mit der Schote zur Sahne geben. Etwa 10 Min. köcheln lassen. Danach abkühlen lassen und Vanilleschote entfernen. Ausgedrückte Gelatine zur Sahne geben und unter Rühren auflösen. Das Ganze in kleine, kalt ausgespülte Förmchen verteilen. Im Kühlschrank etwa 5 Std. fest werden lassen. Für die Erdbeersauce Erdbeeren putzen, mit 1 EL Zucker und Zitronensaft pürieren.

Vor dem Anrichten die Erdbeersauce auf den Teller geben und die Sahnecreme auf den Teller stürzen.

Energie	Eiweiß	Fett	KH
543 kcal	5 g	42 g	32 g

TIPP: Bei Entzündungen im Mundbereich verzichten Sie auf die Erdbeersauce.

WANN PASST WELCHE SPEISE?

Aufstriche

	Appetitlosigkeit	Blähungen	Durchfall	Entzündungen im Mundbereich	Mundtrockenheit	Osteoporose	stimmungs-aufhellend	Übelkeit	Verstopfung	Seite
Avocadoaufstrich	✓				✓		✓		✓	109
Ei-Kräuter-Aufstrich	✓			✓	✓	✓				109
Frühlingsaufstrich	✓								✓	52
Kräuteraufstrich	✓	✓	✓	✓	✓	✓		✓		79
Kürbisaufstrich	✓							✓	✓	51
Lachsaufstrich		✓			✓		✓			80
Makrelenaufstrich						✓	✓			110
Mediterraner Tofuaufstrich	✓				✓		✓	✓		51
Nussiger Karottenaufstrich	✓				✓	✓	✓	✓		52
Rote-Rüben-Aufstrich	✓	✓			✓		✓	✓	✓	80
Schafskäseaufstrich	✓	✓	✓	✓	✓	✓	✓	✓		79
Schinkenaufstrich	✓	✓			✓			✓		110
Sellerie-Topfen-Aufstrich	✓	✓	✓		✓	✓		✓	✓	79
Thunfischaufstrich		✓			✓	✓	✓		✓	52
Tomatenaufstrich	✓	✓	✓		✓	✓	✓	✓		80

Kleine Speisen

	Appetitlosigkeit	Blähungen	Durchfall	Entzündungen im Mundbereich	Mundtrockenheit	Osteoporose	stimmungs-aufhellend	Übelkeit	Verstopfung	Seite
Avocado-Hüttenkäse	✓				✓		✓	✓	✓	84
Avocado-Orangen-Drink	✓	✓			✓	✓	✓	✓		81
Avocado-Papaya-Salat mit Mozarella	✓	✓			✓	✓	✓		✓	111
Brokkolisalat mit Sesam						✓			✓	57
Emmentaler-Birnen-Salat	✓				✓	✓	✓	✓	✓	83

	Appetitlosigkeit	Blähungen	Durchfall	Entzündungen im Mundbereich	Mundtrockenheit	Osteoporose	stimmungs-aufhellend	Übelkeit	Verstopfung	Seite
Fruchtiger Löffelkäse	✓	✓		✓	✓	✓	✓	✓		85
Geflügelsalat mit Ananas	✓	✓		✓	✓		✓	✓		83
Gemüsedrink	✓				✓	✓		✓	✓	57
Heidelbeer-Kokos-Drink	✓	✓			✓	✓	✓	✓	✓	81
Himbeer-Bananen-Shake	✓	✓				✓	✓	✓	✓	83
Kräutertopfen-Schinkenröllchen	✓	✓	✓	✓	✓	✓		✓		84
Lauch-Schinken-Muffins	✓					✓			✓	55
Limetten-Milchreis	✓				✓	✓	✓	✓		85
Linsensalat mit Ananas	✓						✓		✓	53
Obst-Brie-Salat	✓				✓	✓	✓		✓	53
Orangen-Karotten-Drink	✓				✓	✓	✓	✓	✓	81
Pfirsich-Mandel-Shake	✓	✓			✓	✓	✓	✓	✓	111
Pikante Topfenterrine	✓	✓		✓	✓	✓		✓	✓	84
Roter Heringssalat					✓	✓	✓		✓	113
Rucola-Tomaten-Salat mit Feta	✓					✓	✓	✓		57
Spanischer Bohnensalat	✓					✓	✓		✓	55
Thunfisch-Vollkornreis-Salat							✓		✓	112
Überbackener Avocado-Toast	✓					✓	✓		✓	112

Suppen

	Appetitlosigkeit	Blähungen	Durchfall	Entzündungen im Mundbereich	Mundtrockenheit	Osteoporose	stimmungs-aufhellend	Übelkeit	Verstopfung	Seite
Avocadocremesuppe	✓	✓			✓	✓	✓		✓	116
Brokkolicremesuppe	✓		✓	✓	✓	✓	✓	✓	✓	86
Fenchelcremesuppe	✓	✓	✓		✓	✓		✓	✓	114
Goldregensuppe	✓	✓	✓	✓	✓			✓	✓	86
Haferschleimsuppe		✓	✓	✓	✓			✓		86
Hirsesuppe mit Brokkoli	✓		✓		✓			✓	✓	89
Italienische Kartoffelsuppe	✓				✓	✓	✓		✓	59

	Appetitlosigkeit	Blähungen	Durchfall	Entzündungen im Mundbereich	Mundtrockenheit	Osteoporose	stimmungs-aufhellend	Übelkeit	Verstopfung	Seite
Kalte Rote-Rüben-Suppe	✓				✓		✓	✓	✓	115
Karfiol-Curry-Suppe	✓				✓				✓	60
Karottencremesuppe	✓	✓		✓	✓			✓	✓	87
Käsesuppe	✓				✓	✓	✓			59
Kohlrabi-Apfel-Cremesuppe	✓			✓	✓	✓			✓	58
Leichte Kartoffelsuppe	✓	✓	✓	✓	✓			✓	✓	89
Schnelle Parmesansuppe	✓				✓	✓	✓			114
Selleriecremesuppe	✓	✓			✓	✓		✓	✓	87
Tomatensuppe mit Amaranth	✓				✓	✓	✓	✓	✓	60
Waldviertler Suppentopf	✓				✓				✓	61
Wärmende Kürbiscremesuppe	✓	✓			✓				✓	115
Zucchinicremesuppe	✓				✓					58

Hauptspeisen – Fleisch

	Appetitlosigkeit	Blähungen	Durchfall	Entzündungen im Mundbereich	Mundtrockenheit	Osteoporose	stimmungs-aufhellend	Übelkeit	Verstopfung	Seite
Curryhuhn mit Ananas, Karotten und Mandeln					✓	✓	✓		✓	65
Einmachhuhn	✓	✓	✓	✓	✓			✓		90
Faschierte Laibchen mit Feta	✓	✓			✓	✓	✓			122
Gebackenes Kalbsschnitzel	✓					✓			✓	117
Gebratene Nudeln mit Putenbrustfilet und Gemüse						✓	✓	✓	✓	120
Hühnerkeulen mediterran mit Basmatireis		✓			✓	✓	✓		✓	119
Kalbsbutterschnitzel	✓	✓	✓	✓	✓			✓		90
Krautfleisch									✓	64
Krautrouladen									✓	65
Putenröllchen in Kokossauce	✓	✓			✓		✓			64
Schweinefilet mit Käse überbacken		✓				✓				117

	Appetitlosigkeit	Blähungen	Durchfall	Entzündungen im Mundbereich	Mundtrockenheit	Osteoporose	stimmungs-aufhellend	Übelkeit	Verstopfung	Seite
Hauptspeisen – Fisch										
Lachsfilet mit Brokkoli						✓	✓		✓	62
Pochierter Lachs in Kressesauce		✓		✓	✓	✓	✓		✓	91
Rotbarschfilet in Karottensauce		✓	✓	✓	✓	✓			✓	91
Schollenröllchen in Dillsauce		✓	✓	✓	✓	✓			✓	92
Vollkornspaghetti mit Lachs						✓	✓		✓	119
Zander auf Paprikakraut						✓			✓	63
Hauptspeisen – Vegetarisch										
Apfelpalatschinken	✓	✓	✓		✓	✓		✓	✓	96
Brokkoliauflauf	✓			✓	✓	✓	✓		✓	94
Gemüse-Nudel-Gratin	✓				✓	✓	✓		✓	121
Kartoffel-Ei-Gemüse						✓			✓	67
Kartoffelpuffer mit Apfelmus	✓				✓				✓	63
Kartoffel-Zucchini-Auflauf	✓	✓			✓	✓	✓	✓	✓	92
Kartoffel-Zucchini-Omelett	✓			✓		✓			✓	68
Käse-Kartoffel-Omelett	✓			✓	✓	✓	✓		✓	121
Käsenocken	✓			✓	✓	✓		✓		120
Palatschinken mit Spinatfüllung	✓			✓		✓	✓		✓	94
Reis mit Kürbiscurry	✓				✓	✓		✓	✓	62
Rote-Rüben-Risotto mit Feta	✓				✓		✓	✓	✓	67
Topfenauflauf mit Beerenkompott	✓				✓	✓	✓	✓	✓	93
Topfen-Gnocchi	✓	✓	✓		✓	✓	✓	✓	✓	95
Topfenlaibchen mit Joghurtsauce	✓	✓		✓	✓	✓		✓	✓	95
Topfenschmarren	✓	✓		✓	✓	✓	✓	✓		93
Zucchini-Puffer	✓	✓		✓	✓	✓		✓	✓	96

Beilagen

	Appetitlosigkeit	Blähungen	Durchfall	Entzündungen im Mundbereich	Mundtrockenheit	Osteoporose	stimmungs-aufhellend	Übelkeit	Verstopfung	Seite
Chicorée-Birnen-Salat	✓					✓		✓	✓	73
Chinakohlsalat mit Weintrauben	✓								✓	123
Dill-Butterfisolen	✓	✓			✓	✓		✓	✓	99
Endiviensalat mit Joghurtdressing	✓				✓					99
Fenchelgemüse	✓	✓		✓	✓	✓		✓	✓	124
Fenchel-Orangen-Salat	✓	✓			✓	✓	✓	✓	✓	98
Gebackene Kräuterkartoffeln in Parmesanteig	✓					✓	✓		✓	123
Gekochter Karottensalat	✓	✓	✓	✓	✓			✓		98
Gemüsereis	✓						✓	✓	✓	69
Kartoffelpüree	✓	✓	✓		✓	✓		✓		97
Kohlrabigemüse	✓			✓	✓	✓				70
Kürbisgemüse	✓				✓					71
Polentaschnitten mit Tofu	✓		✓	✓			✓	✓		71
Radieschensalat	✓					✓			✓	70
Ratatouille	✓				✓		✓		✓	69
Rosmarinkartoffeln	✓	✓						✓	✓	97
Rote-Rüben-Apfel-Rohkost	✓		✓		✓		✓		✓	98
Rote-Rüben-Salat	✓	✓	✓				✓	✓	✓	99
Sellerie-Apfel-Salat mit Schafskäse und Haselnüssen	✓	✓			✓	✓	✓	✓	✓	124
Selleriepüree	✓	✓	✓		✓	✓		✓	✓	97
Tomaten-Mozzarella-Reis	✓	✓			✓	✓	✓	✓		124
Waldorfsalat	✓	✓			✓	✓	✓	✓	✓	73

Desserts

	Appetitlosigkeit	Blähungen	Durchfall	Entzündungen im Mundbereich	Mundtrockenheit	Osteoporose	stimmungs-aufhellend	Übelkeit	Verstopfung	Seite
Apfelbiskuit	✓	✓	✓	✓				✓		103
Avocado-Orangen-Creme	✓				✓	✓	✓		✓	125
Bratäpfel mit Mandeln und Marzipan	✓	✓		✓			✓		✓	75
Buttermilchterrine	✓	✓		✓	✓	✓	✓	✓		101
Gebackene Topfentorte	✓			✓	✓	✓	✓			125
Himbeerreis	✓				✓	✓		✓		101
Himbeertopfen	✓				✓	✓		✓	✓	74
Honig-Mandel-Creme	✓			✓	✓	✓	✓	✓		103
Joghurtschnitten	✓	✓	✓	✓	✓			✓		104
Kokoscreme	✓			✓	✓	✓		✓	✓	75
Mohn-Nuss-Apfel-Kuchen	✓					✓	✓		✓	75
Obstsalat mit Vanillejoghurt	✓				✓		✓	✓	✓	74
Orangencreme	✓	✓			✓		✓	✓	✓	103
Panna cotta	✓			✓	✓	✓	✓			127
Topfen-Pfirsich-Creme	✓	✓		✓	✓	✓	✓	✓		100
Topfencreme mit Beerenkompott	✓				✓	✓	✓		✓	127
Topfenpudding	✓			✓	✓	✓	✓	✓		100
Vanilleapfel	✓			✓	✓	✓	✓	✓		104
Zitronen-Himbeer-Torte	✓				✓	✓	✓			76

Elektrolytgetränke

	Appetitlosigkeit	Blähungen	Durchfall	Entzündungen im Mundbereich	Mundtrockenheit	Osteoporose	stimmungs-aufhellend	Übelkeit	Verstopfung	Seite
Isotonisches Colagetränk			✓		✓			✓		105
Isotonisches Fruchtsirupgetränk			✓		✓			✓		105
Isotonisches Karottengetränk			✓	✓	✓			✓		105
Isotonisches Teegetränk			✓	✓	✓			✓		105

KLEINES KÜCHENLEXIKON

F	
faschierter Braten	Hackbraten
Faschiertes	Hackfleisch

G	
Grahamweckerl	Grahambrötchen; nach Sylvester Graham benanntes Gebäck, das Vollkornbrot enthält, oftmals mit Zusatz von Kleie

K	
Kalbspariser	feine Fleischwurst vom Kalb
Karfiol	Blumenkohl
Karotten	Möhren
Karreebraten	Schweinebraten mit feinem Schweinefleisch
Kraut	Kohl
Kren	Meerrettich

M	
Marillen	Aprikosen
Mehlspeisen	Süßspeisen, Kuchen
Muskat	ein Gewürz

N	
Nockerl	Klößchen

O	
Oblaten	Unterlage für Konfekt, Lebkuchen

P	
Palatschinken	Pfannkuchen
Pfefferoni	Peperoni

R	
Rote Rüben	Rote Bete
Rotkraut	Rotkohl

S	
Salzstangerl	kleine, dünne Salzstangen
Sauerrahm	Saure Sahne
Schöberl	Suppeneinlage
Semmel	Brötchen
Semmelbrösel	Paniermehl
Staubzucker	Puderzucker

T	
Topfen	Speisequark

W	
Weckerl	Brötchen
Weichseln	Sauerkirschen
Weißkraut	Weißkohl

ABKÜRZUNGEN

cm	Zentimeter
EL	Esslöffel
EW	Eiweiß
F	Fett
F.i.T.	Fett in der Trockenmasse
g	Gramm
kcal	Kilokalorien
kg	Kilogramm

KH	Kohlenhydrate
l	Liter
Min.	Minuten
ml	Milliliter
Pkg.	Packung
Stk.	Stück
TL	Teelöffel

REZEPTÜBERSICHT

Aufstriche

Kleine Speisen

Suppen

Hauptspeisen

Beilagen

Desserts

Elektrolytgetränke

QUELLENVERZEICHNIS

Adzersen, Gerhard (2004): Ernährung, Umwelt und Brustkrebs. [WWW], http://www.brustkrebs-info.de/patienten-info/index.php?id=2.1&stat=&substat=open#oben [Stand: 25.03. 2012].

Amin, Ruhul et al. (2009): Perspectives for Cancer Prevention With Natural Compounds. Journal of Clinical Oncology, June 1, 27 (16), pp. 2.712–2.725.

Béliveau, Richard/Gingras, Denis (2007): Krebszellen mögen keine Himbeeren. München, Kösel-Verlag.

Beuth, Josef (2011): Gut durch die Krebstherapie. Von Abwehrschwäche bis Zahnfleischbluten: Wie Sie Nebenwirkungen und Beschwerden lindern. Stuttgart, TRIAS Verlag.

Bischoff, Stephan (2010): Nahrungsmittelallergien und -intoleranzen. In: Biesalski, Hans-Konrad et al. (Hg.) (2010): Ernährungsmedizin. 4. Aufl. Stuttgart, Georg Thieme Verlag, S. 760–777.

Budnowski, Agnes (2009): Pflanzliche Nahrungsergänzungsmittel als komplementäre Maßnahme während der Mammakarzinomtherapie. Diplomarbeit an der Akademie für den Diätdienst und ernährungsmedizinischen Beratungsdienst am AKH Wien.

Daenen, Laura et al. (2015): Increased Plasma Levels of Chemoresistance-Inducing Fatty Acid 16:4(n-3) After Consumption of Fish and Fish Oil. JAMA Oncology, online vor Print 2. April 2015, doi:10.1001/jamaoncol.2015.0388

Deutsche Gesellschaft für Ernährung (2017): Vollwertig essen und trinken nach den 10 Regeln der DGE, https://www.dge.de/fileadmin/dok/gesunde-ernaehrung/ernaehrungsempfehlung/10-regeln/10-Regeln-der-DGE.pdf [Stand 04.09.2023].

Deutsche Krebsgesellschaft, Onko Internet Portal (2022): Bewegung bei Krebs: So wichtig wie ein Medikament, https://www.krebsgesellschaft.de/onko-internetportal/basis-informationen-krebs/basis-informationen-krebs-allgemeine-informationen/sport-bei-krebs-so-wichtig-wie-.html [Stand 19.08.2023].

Dotter, Connie et al. (2011): Ernährung, Diätetik, Diätologische Behandlung: Nierenerkrankungen und Harnsteine. Wien, Verband der Diätologen Österreichs.

Ebert, Thomas et al. (2002): Diätetische Prävention des Mamma- und Prostatakarzinoms: Grundlagen und Praxis des Nutritional Cancer Prevention (NCP)-Programms. Deutsche Medizinische Wochenschrift, 127, S. 1.392–1.396.

Gerber, Bernd (2001): Einfluss von Umwelt, Ernährung und Lebensstil auf das Brustkrebsrisiko. Deutsches Ärzteblatt, 98 (24), S. 1.612–1.619.

Gödde, Elisabeth (1999): Die Bedeutung von Ernährung und Körperpflege im Leben mit Brustkrebs. Informationen für Frauenärztinnen & -ärzte, 8, S. 14–19.

Gold, Ellen B. et al. (2009): Dietary pattern influences breast cancer prognosis in women without hot flashes: The Women's Healthy Eating and Living Trail. Journal of Clinical Oncology, Januar 27 (3), pp. 352–358.

Hauenschild, Doris (2012): Spezielle Ernährungsformen. In: Komplementäre und alternative Krebstherapien. Landsberg/Lech, ecomed MEDIZIN, S. 411 ff.

Henß, Hartmut (2009): Patientenratgeber: Komplementäre Verfahren. Krebsverband Baden-Württemberg e. V.

Hübner, Jutta (2007): Krebs und Ernährung. [WWW], http://www.habichtswaldklinik.de/Onkologie/Krankheitsbilder/Krebs_und_Ernaehrung.html [Stand: 05.01.2010].

Hütterer, Elisabeth (2008): Vorlesung: Onkologie am 11. Nov. 2008. AKH Wien, Akademie für den Diätdienst und ernährungsmedizinischen Beratungsdienst.

Hübner, Jutta (2008): Komplementäre Onkologie. Stuttgart, Schattauer.

Hütterer, Elisabeth (2010): Mammakarzinom: Ernährung bei PatientInnen mit Mammakarzinom. In: ACO-ASSO (Manual Mammakarzinom Spezieller Teil), S. 34–45.

Institut für Ernährungsinformation (1992–2012): Alternative Ernährungsformen. [WWW], http://www.ernaehrung.de/tipps/diaeten/diaeten17.php [Stand: 06.03.2012].

Klement, Rainer/Kämmerer, Ulrike (2016): Kann eine kohlenhydratarme/ketogene Ernährung das Tumorwachstum verzögern? Aktuelle Ernährungsmedizin 2016; 41(02):95–102

Kramer, Ludwig/Widhalm, Angelika (Hg.) (2011): Ernährung bei Lebererkrankungen. Wien, Wilhelm Maudrich Verlag.

Kroiss, Regina et al. (2002): Beratung, Identifikation und Betreuung von Familien mit erblichem Brust- und Eierstockkrebs in Österreich. Speculum – Zeitschrift für Gynäkologie und Geburtshilfe, 2, S. 19–23.

Ledochowski, Maximilian (Hg.) (2010): Klinische Ernährungsmedizin. Wien, Springer-Verlag.

Leitlinienprogramm Onkologie (Deutsche Krebsgesellschaft, Deutsche Krebshilfe, AWMF) (2021): Komplementärmedizin in der Behandlung von onkologischen PatientInnen, Langversion 1.0, 2021, AWMF Registernummer: 032/055OL, https://www.leitlinienprogramm-onkologie.de/leitlinien/komplementaermedizin/ [Stand: 06.09.2023].

Lexikon der Ernährung (o. J.): Anti-Krebs-Diäten. [WWW], http://www.wissenschaft-online.de/abo/lexikon/ern/569 [Stand: 06.03.2011], Spektrum Akademischer Verlag.

Münstedt, Karsten (Hg.) (2012): Komplementäre und alternative Krebstherapien. Landsberg/Lech, ecomed MEDIZIN.

Österreichische Gesundheitskasse, Ernährungsfachkräfte der ÖGK (o. J.): Mahlzeit! Der bunte Mix am Teller, www.gesundheitskasse.at/impressum [Stand 06.09.2023].

Österreichische Gesundheitskasse [ÖGK] (o. J.): Mahlzeit! Gesund durch den Tag mit der richtigen Menge. https://www.gesundheitskasse.at/cdscontent/load?contentid=10008.777555&version=1686049368 [Stand 26.09.2023].

Petru, Claudia/Sevelda, Paul (2010): Ernährung bei Krebs. Broschüre. Wien, Österreichische Krebshilfe.

Pierce, John P. et al. (2007): Greater survival after breast cancer in physically active women with high vegetable-fruit intake regardless of obesity. Journal of Clinical Oncology, 25 (17), pp. 2.345–2.350.

Reider, Norbert (2010): Nahrungsmittelallergien und -unverträglichkeiten. In: Ledochowski, Maximilian (Hg.) (2010): Klinische Ernährungsmedizin. Wien, Springer-Verlag, S. 419–459.

Saxe, G. A. et al. (1999): Diet and risk for breast cancer recurrence and survival. Breast Cancer Research and Treatment, 53 (3), pp. 241–253.

Schauder, Peter/Ollenschläger, Günter (Hg.) (2006): Ernährungsmedizin. Prävention und Therapie. München, Urban & Fischer.

Stangl, Gabriele I. et al. (2001): Krebserkrankungen und präventives Potenzial der Ernährung. Teil 2: Sekundäre Pflanzenstoffe und Mammakarzinom. Ernährungs-Umschau, 48 (8), S. 318–323.

Statistik Austria, Pressemitteilung 12.719-017/22 (o. J.): https://www.statistik.at/fileadmin/announcement/2022/05/20220127Krebserkrankungen2019.pdf [Stand 19.08.2023].

Statistik Austria (2016): Krebserkrankungen. [WWW], http://www.statistik.at/web_de/statistiken/menschen_und_gesellschaft/gesundheit/krebserkrankungen/brust/index.html [Stand: 16.05.2016].

Suchtmittel e. V. (o. J.): Alkohol. [WWW], http://www.suchtmittel.de/info/alkohol/ [Stand: 05.01.2010].

Tempfer, Clemens (2006): Brustkrebsprävention durch Diät – Möglichkeiten und Grenzen. In: Speculum – Zeitschrift für Gynäkologie und Geburtshilfe. [WWW], www.kup.at/speculum, 24 (3), S. 10–13.

Tempfer, Clemens/Bentz, Eva (2006): Brustkrebsprävention in der klinischen Praxis – Möglichkeiten und Grenzen. Geburtshilfe und Frauenheilkunde, 66, S. 1.134–1.142.

Verband der Diätologen Österreichs (2006): Diagnose Krebs. Das große Ernährungsbuch. Essen und Trinken während der Therapie. Verband der Diätologen Österreichs. Wien, Hubert Krenn VerlagsgesmbH.

Wagner, Teresa/Kubista, Ernst (o. J.): Erblicher Brust- und Eierstockkrebs. [WWW], http://www.pdfdownload.org/pdf2html/pdf2html.php?url=http%3A%2F%2Fwww.vienna-doctor.com%2FDE%2FArticles_DE%2FErblicher_Brust_Ovarial_CA.pdf&images=yes [Stand: 25.03.2012].

Zürcher, Gudrun (2008): Wann und wie sollen Tumorpatienten ernährt werden? In: Onkologe 2008, 14, S. 15–21.